U0067258

心理動力式心理治療簡明手冊
健康保健管理時代下之原則與技巧

劉德威、王梅君、高恒信◆譯

CONCISE GUIDE TO

Psychodynamic Psychotherapy

*Principles and Techniques in the
Era of Managed Care*

Second Edition

Robert J. Ursano, M.D.
Stephen M. Sonnenberg, M.D., &
Susan G. Lazar, M.D.

First published in the United States by American Psychiatric Press, Inc.,

Washington D.C. and London, England.

作者簡介

Robert J. Ursano, M.D.　目前於馬里蘭州健康科學大學愛德華醫學院精神醫學學系擔任教授及系主任職位，同時也在華盛頓心理分析學院擔任教職。

Stephen M. Sonnenberg, M.D.　目前任教於馬里蘭州健康科學大學愛德華醫學院精神醫學學系，以及德州休士頓貝勒醫學院精神醫學學系。他同時也在德州奧斯汀的休士頓－哥基維士頓心理分析學院負責臨床訓練相關工作。

Susan G. Lazar, M.D.　目前任教於馬里蘭州健康科學大學愛德華醫學院精神醫學學系，以及喬治華盛頓大學醫學院。她同時也在華盛頓心理分析學院負責臨床訓練相關工作。

■劉德威

學歷：中原大學心理學研究所臨床心理學組碩士
現職：宏慈療養院臨床心理師
怡慈康復之家負責人

■王梅君

學歷：中原大學心理學研究所碩士
現職：國軍北投醫院臨床心理科主任
政戰學校兼任講師

■高恒信

學歷：政治大學心理學研究所碩士
經歷：台北地方法院義務輔導員
現職：國軍北投醫院臨床心理師

■ 介紹 ■

「美國精神醫學會簡明手冊系列」提供非常實用的精神醫學相關資訊，尤其是對服務於醫院、診所，或提供諮詢服務、私人執業的精神科醫師，更能發揮其價值。讀者透過書中專門針對臨床精神醫學的實用知識以及臨床經驗，可以與所學的相關理論相對照以為互補。書中並提供詳盡的章節參照、圖表索引，以及精簡扼要的參考資料，使讀者能快速的找到所需資訊，而大小適中的書本設計（**指原文書**）更能讓使用者方便置於衣服口袋內，以供隨時隨地迅速取用。

本書三位作者在心理動力式心理治療上均為聲譽卓著的學者，他們均在馬里蘭州健康科學大學愛德華醫學院精神醫學學系教授相關理論與實務。Ursano博士並為系主任，除了上述教職外，他亦於華盛頓心理分析學院擔任教職；Sonnenberg教授亦任職於德州休士頓貝勒醫學院精神醫學學系，並在德州奧斯汀的休士頓—哥基維士頓心理分析學院負責臨床訓練相關工作。Lazar教授同時也在喬治華盛頓大學醫學院與華盛頓心理分析學院負責相關工作。

對於那些剛接觸到心理動力式心理治療的新手與學員，書中提供了編排有序的內容，許多相關理論或臨床知識都先經由作者仔細分類、篩選並整理成讀者需要的資訊。

本書引領讀者循序漸進、由淺入深地進入心理治療的殿堂。第一章中開宗明義地闡述心理治療的必要性，並討論其在

目前醫療體系中所扮演的角色、診療功效與相關醫療成本因素；第二章則介紹心理動力式心理治療的原則，包含焦點、施行場景，以及心理動力式心理治療的技巧。第三到第五章則是新增的章節，用來討論病患的評估。第三章內容涵蓋病患衡鑑、診斷與心理治療的施行處方；第四章與第五章分別闡述心理動力式傾聽與評估。

第六章則對於如何開始進行心理動力式心理治療提供實用資訊，包含與病人先行溝通療程內容與可能療效，以使病人建立正確的觀念和態度，避免不切實際的期望。其他資訊還有節制、告知病人醫生的主動性言談將隨著療程進展逐漸減少。之後作者將重點放在安全及醫師式關心的態度這些實際議題上，進而強調治療者的早期經驗可能正對移情、防衛與阻抗產生影響。

接下來的七到十章則對於心理動力式心理治療中幾個主要議題做了精闢的闡述，包含阻抗與防衛、移情、反移情以及夢境。章節內容安排有序，提供實用的臨床資訊與建議。舉例而言，對於如何詮釋病患的阻抗與防衛機轉，作者提供了實際的解決之道，而在移情性阻抗課題上也有深入的探討。又如對於不同形式的移情與反移情也有精闢的論述，同時也討論在心理治療過程中夢境的合理使用深度為何。

前述章節主要關於治療開始以及治療過程，關於治療結束的相關知識，作者則將之放在第十一章中。第十一章內容包含如何確認治療已近結束、結束治療時的工作、評估治療成敗與否，以及治療師經驗到治療結束時的可能反應。第十二章內容則更加深了本書的可讀之處。很高興能看到作者將一些重要但常被人忽略的議題納入，例如診療室擺設、場景、診療費用訂

定、電話應答、如何面對具有自殺傾向與危險的病人、如何正確的提供診療建議，以及其他關於收禮、安排假期消除工作疲勞、當治療師出差錯時如何應變等等議題。

本書最後三章則專注在心理動力式心理治療領域中甚受矚目的課題，分別是短期心理治療（第十三章）、邊緣型人格疾患與其他嚴重人格病態的心理治療（第十四章），以及支持性心理治療（第十五章）。作者說明哪些病人適合短期心理治療以及支持性心理治療，並介紹相關治療技巧。若讀者需要更多的參考資訊也可以從書中的建議書目找到。而針對具有邊緣型人格疾患的患者，書中涵蓋關於治療相關課題，包含診斷的議題、醫生與病人之間可能發生的衝突、對這些病人如何去開始作心理治療、反移情的議題，以及如何處理病人的防衛作用。同時對於處理具有自戀傾向或分裂人格之類較棘手的病人，作者也有專文論述。

對於有心一窺心理動力式心理治療領域的醫療從業人員、住院醫生或醫學院學生而言，本書是一本不可多得的好書。透過作者精闢的文字、清楚的章節重點整理成各表，以及所含實用的臨床診療資訊，繁複的知識以深入淺出、條理分明的方式呈現予讀者。對最新的參考文獻與書單，作者也將之增入第二版中以供讀者進一步研讀。

因此，本書實為一傑出的心理動力式心理治療隨身參考書，不管您是精神科醫師或其他相關領域的專業人員，書中豐富實用的知識將使您受益良多。

Robert E. Hales, M.D.
《美國精神醫學會簡明手冊》系列主編

當前的精神疾病治療是複雜與多變的，身處其中的新進人員，其心理分析的專業背景可能不若前輩們來得紮實，然而臨床工作者對心理動力式心理治療的了解與應用仍有需求，想把它當成心理治療技能中的一部分，也想藉此技巧去用在無法接受完整深度的心理治療患者身上，以便作評估與治療。

心理動力式心理治療技巧的發展與治療技巧的養成是永無止境、終身需努力的工作。對於那些其他學派的觀點難以解釋的精神疾病病徵，它可以提供一扇窗，讓臨床工作者透過這扇窗得以一探病患行為舉止背後的奧秘。此外，也要求治療師認知到人際互動的形式而不要陷入兩人間的「演戲」中，而在此過程，心理治療師逐漸認知與了解到他（她）自己的反應是治療中一些事件發生的前兆及想要治療成功的潛在性障礙。書中所包含的知識與技巧亦可應用在其他精神醫學治療模式上，其中包括其他的心理治療學派、服藥管理、照會精神醫學、門診及急診診斷與評估，以及住院治療。

本簡明手冊將心理分析式心理治療的概念及技巧與讀者分享。在當今實施保健管理系統與日漸講求成本效益的時代，我們必須仔細檢視並重視有關心理治療領域，特別是在心理動力式心理治療上的成本效益評估方面之數據資料；誠如書中第一章所探討的內容。此外，在非心理治療領域的其他處理方式上，心理動力式心理治療的介入技巧已日漸重要，例如最熟悉

且最重要的心理動力式傾聽與心理動力式評估便可應用在許多其他精神醫學的診斷方式、治療方式及預測方式上。

　　透過對心理動力式心理治療技巧的介紹，我們真誠希望能將其令人振奮的應用以及可能遭遇的各種困難之理念傳達給讀者，以期達成幫助那些深受病痛所苦的精神病人的最終目的。

Robert J. Ursano, M.D.

Stephen M. Sonnenberg, M.D.

Susan G. Lazar, M.D.

▓ 譯者序 ▓

　　本書原文版是一本口袋式的心理治療專業書籍，由權威的美國精神醫學會出版（詳細介紹請見本書簡介）。在國內值此心理分析導向心理治療的萌芽期，此書應可視為是一本入門書，希望此書的中文版能為國內心理治療的學習者帶來一些助力。

　　在獲得翻譯此書的機會時，心中有一償宿願的心情，但隨即壓力就來。由於時間有限，合譯是最快的方式，於是本書的簡介、前言、第一、二、三、四、五、六章由德威負責，而梅君負責第七、八、九、十、十一章，恒信負責第十二、十三、十四、十五章及附錄、名詞解釋、名詞索引。真的很感謝大家能夠在短短的幾個月內譯完！老實說，英文譯成中文時，意思要能夠成功地轉換實在是一件難度頗高的工作，更何況是一本有關心理治療從理論到實務的書，而其中可能也涉入了文化的差異、用詞的不一致等等問題，使得困難度昇高。不過譯者們儘量參考已出版的相關中文書籍，在用詞上朝向一致，至於文化因素恐不是才疏學淺的我們所能處理的，但仍企盼此領域的先進與專家不吝賜教。另外由於付梓在即，恐有協商不周、核審疏漏的地方，尚祈讀者諸賢惠予指正。

　　最後譯作的完成，實在要感謝很多人：家人及另一半、朋友及同事、林明雄醫師、心理出版社總編輯吳道愉先生及編輯

陳文玲小姐,與特別義助的慧卿及王誠先生,你(妳)們的鼓勵與協助讓我們銘諸肺腑,在此獻上由衷的謝意!

劉德威、王梅君、高恒信
2001 年 10 月

目次

※正文頁邊數碼係原文書頁碼，供索引檢索之用

▪ 表次 ▪

為何做心理治療

WHY PSYCHOTHERAPY?

心理治療長久以來已是精神疾病患者處置方式的一部分，臨床上的經驗及持續增加的實證研究已指出心理治療同時具備治療效果及合乎經濟效益。心理治療的有效性可以經幾種方式來呈現：一項對艾森克（Eysenck）典型研究的再評估顯示，心理治療可以在十五次的會談中達成緩解結果，而此緩解結果如在自然狀態下則需二年方能達到①；史密斯（Smith）及其同事提出一平均有效值（average effect size）：0.68，此數值意指一般在受過心理治療後，患者的狀況會好過四分之三未受心理治療的病患們②③。此史密斯與其同事提及之受心理治療的有效值，比嘗試接受其他一些醫療處置方式的有效值要來得高。這些其他處置方式的嘗試在完成前便中止了，原因是資料已顯示心理治療是較有效的，如仍續用其他醫療方式而不使用心理治療則是不道德的④；同樣地，這樣的有效值與外科醫師一般宣稱的手術有效值是差不多的：如進行手術，約有 66%的

1

機率會存活，如不接受手術則只有 34%的機率可存活⑤。如此看來，是否要接受手術應是無庸置疑的了！而心理動力式心理治療正是具有相同的有效值⑥。

我們必須常常提醒自己，而且其他科醫生及健康政策制定者亦需了解：「精神疾病是常見的」。有像感冒那樣常見的精神疾病，也有如癌症那樣難治的精神疾病，我們卻經常忽略了精神疾病有這樣寬廣的範疇，因而忽略了需要介入作心理治療也有這樣的寬廣度（整體而言，需要介入處置與否是在被認定是大眾健康的需求時才介入）。由於精神疾病的這種寬廣度及對健康的影響，在健康保險計畫中，需將心理治療的使用包含在內，此顯示有實質的經濟效益，而此健康保險計畫不僅涵蓋主要的精神疾病，也擴及到一般疾病伴隨的精神疾病問題上。

精神疾病

在美國，有將近 50%非收容於機構的成年人在其一生中的某個時段曾患有精神疾病，而不到 50%的受精神疾病之苦者曾接受過治療⑦。在那些因精神疾病需就醫者當中，只有三分之一會去找心理衛生相關的專業人員或機構。我們經常忘記焦慮性疾患是最盛行的精神疾病，有 17%的成年人每年受其影響一次，有 25%的成年人在其一生中有可能會受其影響。情感性疾患有 19%的終身盛行率，重鬱症則有 17%的盛行率。有將近40%的城市居民經驗過嚴重的創傷，而其中有四分之一會發展成創傷後壓力疾患（PTSD）⑧。兒童、青少年的精神疾病問題也是實實在在地存在著：如情感性疾患影響著 17%的兒童⑨，

青少年的重鬱症盛行率為 4%，而低落性情感疾患為 5%⑩。自殺為男性青少年死亡的第二大主因⑪。在美國，每年大約花費二千七百三十億美金⑫在心理疾病及物質濫用的問題上，這裡包括治療處置的花費、法律強制方面的花費、死亡率及減少的生產力。一項研究顯示，單指憂鬱症每年的花費大約為四百三十七億美金⑬。

⑨心理治療的貢獻

對各種診斷的精神病患者的照護而言，心理治療是必須的，而心理治療對許多憂鬱的患者而言更是重要——特別是那些無法服用抗鬱劑的憂鬱患者，如懷孕與哺育中的憂鬱母親、一些年紀較長的憂鬱患者及某些伴隨生理疾病的憂鬱患者。另一方面，抗鬱劑較能改善神經性似植物般的憂鬱症狀（the neuro-vegetative symptoms，如活力減退、遲滯等症狀），而心理治療較能增進憂鬱患者的人際關係及自我尊嚴⑭⑮。即使以每月一次頻率很低的人際互動式心理治療（interpersonal psycho-therapy）作為對重鬱症的持續性治療時，其預防再發的效果比使用安慰劑要好將近兩倍⑯。長期、深度的心理治療對半數有職業功能缺陷而需更長期療程（如心理治療、藥物治療或一種整合式的治療取向）的憂鬱患者而言，也經常是一項重要的治療方式⑰。最近的研究指出：長期、深度的動力式心理治療在治療完美主義型的憂鬱患者上比其他治療取向（包括藥物治療取向）要更有效些⑱。由安娜佛洛伊德中心的研究已證明，更深度的心理治療對嚴重憂鬱、人格異常及焦慮性疾患的兒童而

3

言是有效果的[19]。此外，因為抗鬱劑的藥物治療對青少年病患並不具穩定的藥效，所以心理治療對青少年憂鬱症而言可能變得特別地重要[20]。

創傷後壓力疾患（PTSD）其麻木（numbing）及疏離（alienation）的症狀可藉由精神藥物獲得改善，然而長期、深度的心理治療對創傷後壓力疾患的工作恢復及人際互動功能方面較有幫助[21]。最近的研究已證實邊緣型人格違常患者作深度心理治療所需的時間至少一年，且最好是兩年半，如此可以使這類較難處置的患者在工作能力上有所增進，以及使自殺情形減少、醫療費用降低、再次住院的機率下降和進出急診室次數的減少[22][23][24][25][26]。另一項研究也指出，在病症開始改善之前，邊緣型人格違常所需的心理治療療程比焦慮及憂鬱患者所需的療程要來得長些[27]。多重人格疾患（multiple personality disorder）患者在早年時期也經常有被虐與創傷的經驗。曾有一位研究者[28]指出解決人格分裂（the personality fragmentation）的問題至少需要兩年半、每週二次的心理治療，且往後仍需持續進行必要的處置，這些病患在經過長期、深度的心理治療後可能會節省許多住院的醫藥支出[28]。精神分裂症患者也可從心理治療中獲益，尤其家族治療（family psychotherapy）已被證實對精神分裂症患者是很有效果及合乎經濟效益的，因為家族治療減少了復發及再度入院的情況。一項研究發現指出：「支出－獲益率」（a cost-benefit ratio），即「處置支出／住院方面的節流」（treatment costs: savings in hospitalization），在單純的家族治療中，支出－獲益率為1：17，而在多人的家族治療中，支出－獲益率為1：34[29]。

心理治療與生理疾病

內科與外科病患具有會伴隨著精神疾病的獨特風險，因此可能需要特定的心理治療來處置。內科及外科病患比一般人有較高的焦慮與憂鬱程度，11%的內科住院患者及 6%的初期照護病患有重鬱（major depression）現象[30]，半數的癌症病患具有精神疾病。為期一年的動力式心理治療已證明可以改善轉移性乳癌患者（metastatic breast cancer）的嘔吐、病痛、憂鬱及焦慮的症狀，而且也可得到實質性存活率增加的結果[31]。較短期的心理治療已證實與惡性黑色瘤（malignant melanoma）患者的存活率增加有關[32][33]。相同地，糖尿病兒童患者如在十五個星期的住院期間給與每星期三至四次的心理治療，則比未給與心理治療的控制組在以後有較穩定的療程[34]。

調適不佳的內科患者比調適良好的患者耗費將近兩倍的醫療支出[35]。研究顯示，由諮詢聯繫服務制度轉介做短期心理治療的介入可使得身體化疾患（somatization disorder）患者[36]、年老的臀部骨折患者[37]及有憂鬱症狀的內科患者[38]（見表 1-1）減少一些醫療支出。在一項針對慢性病患所作的研究中顯示：慢性病患的門診心理治療可縮減醫療成本[39]，另一研究證實，在病患接受心理治療後，可節省 10%至 33%的醫療總支出[40]。當我們考量到逐漸增多的生理－心理互相影響的證據時，有關心理治療對內科病患的心理及生理健康具有給人如此深刻印象的效果，這樣的事實就變得不那麼令人驚訝了。Baxter 等人的研究指出：接受過心理治療處置的強迫症患者與服用過百憂解

5

（prozac）的強迫症患者，在正子造影掃瞄（PET, positron-emission tomography）上所得到的腦部變化影像是類似的[41]。

表 1-1　心理治療的益處

- 是有效果的治療；其有效性與許多其他醫療方式相同
- 已是各種疾病治療時可利用之醫療處置方式的一部分
- 是處理有關人際及行為上症狀的主要處置方式
- 是心理藥物治療（psychopharmacological treatment）的互補性治療方式
- 是一些精神疾病可選擇的治療方式
- 可減少住院的總支出

　　根據幾個大型的保險統計研究強烈地顯示：當提供心理治療使之成為必需性的醫療方式時，可節省成本的支出。在澳洲，門診病患的心理治療是非常普遍的，其有一套有關心理衛生的照護轉介系統（a mental health care delivery system），此系統比紐西蘭以醫院醫療體系為主而較少有門診病患處置的醫療系統，在每一精神疾病患者平均支出上節省了 44%[42]。一項針對美軍「錢柏斯」保險系統（U. S. military services' CHAMPUS system: 一種為退役軍人及其眷屬所設立的保險制度）的研究證實：額外用在出院後的門診病患心理治療的費用平均每花一美元將可省去住院費用四美元的支出[43]。

　　3%的美國大眾曾接受過某些門診時段的心理治療，而曾接受過長期心理治療（通常期間在二十次以上）的病患通常在精神上及肉體上較苦痛、健康狀態較差、花費較多的醫療支出、有較嚴重的缺陷，以及較可能需服用精神藥物與住入精神科

病房㊹。此項發現暗示著這樣的病患是有其無法抵抗的需要而 *6*
必須接受治療，並非在藉機利用豐盛的保險資源。然而即使心
理治療的保險自付額是免費的，也只有 4.3%的被保險人會使
用，且平均的治療期間是十一次㊺。

　　總之，心理治療是一種強有力且有效果的醫療處置模式
（如需更廣泛地了解此論述，請參見參考文獻㊻）。對各種類
型的精神疾病患者而言，心理治療是必要的治療方式，對某些
內科及外科患者而言，其可能可以增進患者的生活品質甚至延
長其生命。而且現今的研究資料顯示：在我們嘗試努力去控制
一般的醫療支出——尤其是精神科住院支出上，心理治療是一
項可利用且實質有效的手段。在目前講究成本效益分析的潮流
下，心理治療此項目應該成為所有醫療保險政策及大眾服務醫
療照護計畫的一部分。有關不同學派各類心理治療的特定性與
區別性效果的研究資料仍相當有限，有時可能因為研究的複雜
性本質，即使完成了資料仍無法採用。然而在治療某些診斷類
別的病患所使用的長期心理動力式心理治療方面、短期心理動
力式心理治療方面、由心理動力式心理治療衍生而來的人際互
動式心理治療方面，以及應用心理動力的原則所衍生出來的支
持性心理治療方面的研究資料指出：心理動力式心理治療是臨
床工作者專業能力中重要、有價值，且合乎經濟效益的一項技
能，此模式的治療技巧應是每位臨床工作者訓練及執業時很重
要的部分，而本書正是可提供獲得心理動力式心理治療各種技
巧的入門書。

■ 參考文獻

① McNeilly CL, Howard KI: The effects of psychotherapy: a reevaluation based on dosage. Psychotherapy Research 1: 74–78, 1991.

② Smith ML, Glass GV, Miller TI: The Benefits of Psychotherapy. Baltimore, MD, Johns Hopkins University Press, 1980.

③ Sonnenberg SM, Sutton L, Ursano RJ: Physician-patient relationship, in Psychiatry. Edited by Tasman A, Kaye J, Lieberman J. Philadelphia, PA: WB Saunders, 1996, pp 41–49.

④ Rosenthal R: How are we doing in soft psychology? Am Psychol 45:775–777, 1990.

⑤ Rosenthal R, Rubin DB: A simple, general-purpose display of magnitude of experimental effect. Journal of Educational Psychology 74:166–169, 1982.

⑥ Crits-Christoph P: The efficacy of brief dynamic psychotherapy: a meta-analysis. Am J Psychiatry 149:151–158, 1992.

⑦ Kessler R, McGonagle K, Zhao S, et al: Lifetime and 12-month prevalence of DSM-III-R psychiatric disorders in the United States. Arch Gen Psychiatry 51:8–19, 1994.

⑧ Breslau N, Davis G, Andreski P, et al: Traumatic events and posttraumatic stress disorder in an urban population of young adults. Arch Gen Psychiatry 48:216–222, 1991.

⑨ Kashani J, Simonds J: The incidence of depression in children. Am J Psychiatry 136:1203–1205, 1979.

⑩ Whitaker A, Johnson J, Shaffer D: Uncommon troubles in young people: prevalence estimates of selected psychiatric disorders in a nonreferred adolescent population. Arch Gen Psychiatry 47:487–496, 1990.

⑪ Centers for Disease Control: Suicide Surveillance, 1970–1980. Atlanta, GA, U.S. Department of Health and Human Services, Public Health Service, 1986.

⑫ Rice D, Kelman S, Miller L, et al: Report on the economic costs of alcohol and drug abuse and mental illness: 1985. Washington, DC, U.S. Department of Health and Human Services, Public Health Service, Alcohol, Drug Abuse and Mental Health Administration, 1990.

⑬ Greenberg P, Stiglin L, Finklestein S, et al: The economic burden of depression in 1990. J Clin Psychiatry 54:405–418, 1993.

⑭ Klerman G, DiMascio A, Weissman M, et al: Treatment of depression by drugs and psychotherapy. Am J Psychiatry 131:186–191, 1974.

⑮ DiMascio A, Weissman M, Prusoff B, et al: Differential symptom reduction by drugs and psychotherapy in acute depression. Arch Gen Psychiatry 36:1450–1456, 1979.

⑯ Frank E, Kupfer D, Wagner E, et al: Efficacy of interpersonal psychotherapy as a maintenance treatment of recurrent depression: contributing factors. Arch Gen Psychiatry 48:1053–1059, 1991.

⑰ Mintz J, Mintz L, Arruda M, et al: Treatments of depression and the functional capacity to work. Arch Gen Psychiatry 49:761–768, 1992.

⑱ Blatt S, Quinlan D, Pilkonis P, et al: Impact of perfectionism and need for approval on the brief treatment of depression: the National Institute of Mental Health Treatment of Depression Collaborative Research Program revisited. J Consult Clin Psychol 63:125–132, 1995.

⑲ Target M, Fonagy P: Efficacy of psychoanalysis for children with emotional disorders. J Am Acad Child Adolesc Psychiatry 33:361–371, 1994.

⑳ Ryan N: The pharmacologic treatment of child and adolescent depression. Psychiatr Clin North Am 15:29–40, 1992.

㉑ Lindy J: Presentation to the Mental Health Work Group of the White House Task Force for National Health Care Reform. Unpublished manuscript, Washington, DC, 1993.

㉒ Linehan M, Armstrong H, Suarez A: Cognitive-behavioral treatment of chronically parasuicidal borderline patients. Arch Gen Psychiatry 48:1060–1064, 1991.

㉓ Linehan M, Heard H, Armstrong H: Naturalistic follow-up of a behavioral treatment for chronically parasuicidal borderline patients. Arch Gen Psychiatry 50:971–974, 1993.

㉔ Heard H: Behavior therapies for borderline patients. Paper presented at the 147th annual meeting of the American Psychiatric Association, Philadelphia, PA, May 21–26, 1994.

㉕ Stevenson J, Meares R: An outcome study of psychotherapy for patients with borderline personality disorder. Am J Psychiatry 149:358–362, 1992.

㉖ Hoke L: Longitudinal pattern of behavior in borderline personality disorder. Unpublished doctoral dissertation, Boston University, 1989.

㉗ Howard K, Kopta S, Krause M, et al: The dose-effect relationship in psychotherapy. Am Psychol 41:159–164, 1986.

㉘ Kluft R: The postunifiaction treatment of multiple personality disorder. Am J Psychother 42:212–228, 1988.

㉙ McFarlane W, Lukens E, Link B: Multiple-family groups and psycheducation in the treatment of schizophrenia. Arch Gen Psychiatry 52:679–687, 1995.

㉚ Katon W, Sullivan M: Depression and chronic medical illness. J Clin Psychiatry 56 (suppl):3–11, 1990.

㉛ Spiegel D, Bloom J, Kraemer H, et al: Effect of psychsocial treatment on survival of patients with metastatic breast cancer. Lancet 2:888-891, 1989.

㉜ Fawzy F, Kemeny M, Fawzy N, et al: A structured psychiatric intervention for cancer patients, II: changes over time in immunological measures. Arch Gen Psychiatry 47:729–735, 1990.

㉝ Fawzy F, Fawzy N, Hyun C, et al: Malignant melanoma. Arch Gen Psychiatry 50:681–689, 1993.

㉞ Moran G, Fonagy P, Kurt A, et al: A controlled study of the psychoanalytic treatment of brittle diabetes. J Am Acad Child Adolesc Psychiatry 30:926–935, 1991.

㉟ Browne G, Arpin K, Corey P, et al: Individual correlates of health service utilization and the cost of poor adjustment to chronic illness. Med Care 28:43–58, 1990.

㊱ Smith G, Monson R, Ray D: Psychiatric consultation in somatization disorder. N Engl J Med 314:1407–1413, 1986.

㊲ Strain J, Lyons S, Hammer J, et al: Cost offset from a psychiatric consultation-liaison intervention with elderly hip fracture patients. Am J Psychiatry 148:1044–1049, 1991.

㊳ Verbosky L. Franco K, Zrull J: The relationship between depression and length of stay in the general hospital patient. J Clin Psychiatry 54:177–181, 1993.

㊴ Schlesinger H, Mumford E, Glass G, et al: Mental health treatment and medical care utilization in a fee-for-service system. Am J Public Health 73:422–429, 1983.

㊵ Mumford E, Schlesinger H, Glass G, et al: A new look at evidence about reduced cost of medical utilization following mental health treatment. Am J Psychiatry 141:1145–1158, 1984.

㊶ Baxter C, Schwartz S, Berman, K, et al: Caudate glucose metabolic rate changes with both drug and behavior therapy for obsessive-compulsive disorder. Arch Gen Psychiatry 49:681–689, 1992.

㊷ Andrews G: Private and public psychiatry. Am J Psychiatry 146:881–886, 1989.

㊸ Zients A: Presentation to the Mental Health Work Group of the White House Task Force for National Health Care Reform. Unpublished manuscript, Washington, DC, 1993.

㊹ Olfson M, Pincus H: Outpatient psychotherapy in the United States, I: volume, costs and user characteristics. Am J Psychiatry 151:1281–1288, 1994.

㊺ Manning W, Wells K, Duan N, et al: How cost sharing affects the use of ambulatory mental health services. JAMA 256:1930–1934, 1986.

㊻ Lazar SG (ed): Extended dynamic psychotherapy: making the case in an era of managed care. Psychoanalytic Inquiry, Special Supplement, 1997.

心理動力式心理治療簡明手冊

2

基本原則

BASIC PRINCIPLES

行為〔包括思想（thoughts）、感覺（feelings）、幻想 *11*
（fantasies）和行動（actions）〕對健康有直接與間接的
影響。精神疾病可能是一些會造成精神上的病態漸趨嚴重及死
亡率增加的行為困擾。心理上的病理現象通常使個體在看見選
擇及執行其選擇等方面的能力受到侷限，感覺、思想及行動經
常是受到限制而且是痛苦、重複不斷的；而心理治療──一種
談話式的治療（the talking cure）──是一種經由語言方式來改
變行為的醫療處置模式。經由談話，心理治療提供了了解、支
持及接觸新經驗的機會，最終導致患者學習。所有心理治療的
目標皆在增加病患行為的寬廣度以供其選擇，藉此去舒緩其症
狀嚴重度，並改變已造成嚴重病態及潛在死亡率的困擾行為形
式。

對健康與疾病有明白且總括性的了解是必需的，如此方可
了解行為與健康間的關聯。心理治療的目標器官即為腦，感

覺、思想及行為就是基本的腦部功能，因此心理治療如果改變了行為，其必定在某種程度上改變了腦部功能及組織①②。假如某一特定的行為是神經元Ａ發射訊息至神經元Ｂ所造成的結果，那麼如果行為改變了，現在神經元Ａ必定是發射訊息到神經元Ｃ。這樣簡單的例子就在強調吾人需認知到心理治療的成果，其背後是有滿複雜的生物學上的變化。

行為的變化可能是大腦層次上生物性直接的影響所造成的結果（如中毒、腫瘤），可能是生物學上正常成熟現象的展現，也可能是過去及現今的生活經驗與生物性的基因互動所形成的結果。心理治療本質上即是一生活經驗，以及可以變成一種讓外在改變內在的方法。此外，在影響內在改變上是怎樣的一個過程呢？依基礎科學的角度，我們對其的了解才方興未艾③，例如，我們回想一下曾看過的完形圖案，如美麗女士與醜陋巫婆的這幅，初時也許我們看到的清楚影像只有美麗的女士，但在某些陰影部分被指出來時，我們就可能會認出巫婆的下巴而看不清美麗女士的臉了！實際上到達我們腦部的視覺訊息量並沒有改變，改變的是視覺訊息如何去組合，而容許更寬廣的意義被經驗出來及各式的行為被表現出來。

嬰兒一連串排序發展的各項系統（如活動層次方面、喚醒系統方面及腦部神經化學變化方面等），是嬰兒與母親的互動關係在管理調節，而且深深受此關係所影響著④。同樣地，成人的社交互動關係也經常會對其行為產生影響，甚至影響其罹病率及死亡率⑤，例如我們經常觀察到畏懼症患者在擁有具支持性的重要他人時就時常敢於趨近他害怕的對象或事情。為什麼呢？此重要他人的存在是怎樣改變了腦部功能而容許畏懼症患者有了如此意義深長甚至徹底的行為改變？心靈上的、象徵

性的及想像的影像事件——包含希望、害怕、記憶、預期及幻想——也與實際生活事件的經驗一樣，依同樣的方式擔當重要的生物學上改變的調節管理者。

我們對外在世界（譬如心理治療的改變作用）如何改變內在世界（例如生物學上的變化）的了解已在增加中，但仍屬初期階段，然而我們對心理治療從基礎科學角度上所作的探討已改變了問題的方向：從探討組合（organization）、意涵（meaning）、記憶（memory）、預期（expectations），及人際接觸互動（interpersonal contact）是否會影響一個人的健康和行為等問題，轉移到它們如何影響健康和行為，以及影響程度如何等問題上。

心理動力式心理治療的主要焦點

不同的心理治療學派想要改變的目標自然有所不同，亦即改變不同的心理功能。心理動力式（心理分析導向）心理治療的重點主要集中於過去經驗會經由特定的認知（防衛，defense）及人際間互動形式與人際間知覺形式（移情，transference——此現象已變得一再重現並且干擾到個人的健康）去影響個人行為的塑造形式（請參見表 2-1）。

個體的過去是經由記憶及生物學方面的因子而存在於目前時刻，一個人的預期（expectations）——對目前及未來的預期——是藉由個人的過去經驗及生物學因子所形成。同樣地，病患隱喻性地使用語言的方式可能反映出一組特殊組合（是一些感覺、思想及行為的組合），這樣的組合在過去已形成並且

影響著現在的知覺與行為。在探討生活事件過去與現在的意義以及前後相連的關係之後，心理動力式心理治療師接著便是要去改變病患行為的組合體，再重新建構病患個人訊息與經驗的組合模式。

14

13 表 2-1　心理動力式心理治療

焦點

◆著重在過去經驗對目前行為（認知、情感、幻想及行動）的影響

目標

◆在了解病患的防衛機轉及移情反應，特別是當它們呈現在治療師與病患之間的關係中

技巧

◆治療聯盟

◆自由聯想

◆防衛與移情的詮釋

◆高頻率的碰面（會談）

治療的期間

◆數月到數年

　　心理動力式心理治療（亦稱為心理分析式心理治療、探索式心理治療，或領悟式心理治療）是治療精神科疾病的方法之一，其是利用言語的交流去造成行為的改變。心理動力式心理治療與其他心理治療學派共用一般的定義：一種兩個人的互動，主要藉由語言的方式，其中一人設定為援助的給與者，另一人則為援助的接受者。心理動力式心理治療的目標在於了解病患所特有的生存困境，所期望的是想去完成行為的改變。心理動力式心理治療利用特殊的技巧及對心智功能周詳的了解，

去引導指揮治療的進行及治療師的介入工作。另外與其他的醫療模式一樣，此種治療模式也同樣有其治療適用症的限制及副作用的問題。

雖然心理動力式心理治療的重要目標是在消除症狀及改變行為，以便減輕病患的痛苦與折磨，並降低罹病率及死亡率，但為因應治療策略而定的暫時性治療流程的目標，兩者是截然不同的。正如在外科手術中，手術重要的目標便在祛除疾病、止血及消除疼痛，但手術中實際上所執行的並不盡如上述所言；外科醫師有時會施行引流血液措施並造成疼痛，再藉由專業技巧的流程去完成最終的手術目標。相同地，在心理動力式心理治療中，是藉由「治療師針對造成疾病的過程是什麼？」以及「對病患而言，特定的介入是怎樣在最後讓病患達到康復？」這兩方面的了解來引導施行策略性的暫時性治療流程。

心理動力式心理治療的基本原則是由佛洛伊德原始發展出來的各項心智功能的概念及心理治療的技巧。佛洛伊德一開始是使用催眠術（hypnesis），之後轉而使用自由聯想（free association）的方式，此方式是在了解未被認知（潛意識中）的衝突（conflicts），而這些衝突是在發展時產生的，並且一直持續到成人生活中。上述的衝突是行為的形式——亦即是早在幼年時期就已貯存在腦中的感覺形式、思想形式，以及行動形式；這些形式是個體的發展歷史與生物性基因作用後所得的結果。 *15*

典型地，這些潛意識中的衝突是存在於原慾的（libidinal）或攻擊的（aggressive）慾望（願望），與對失落的害怕、對報復的害怕、被現實世界所強加上去的限制，或對衝突慾望的對立這幾個之間。原慾願望（libidinal wishes）是長期渴望性與情緒這兩方面滿足（sexual and emotional gratification）之最佳展

現的思想。另一方面，攻擊願望（aggressive wishes）是破壞性的願望、是最原始的，也是知覺到挫折或被剝奪時的結果⑥。新手治療師常將原慾的願望（libidinal wishes）這個老的用辭與特定的性徵感覺的念頭（the idea of specifically genital feelings）混淆在一起，在心理動力式心理治療的觀念裡，性的滿足（sexual gratification）是一種對身體感到愉快的廣義概念——即從嬰兒時期開始所經驗到興奮及愉快的狀態。病患在談論幸福、興奮、愉快、期盼、愛或渴望時，便是在描述其原慾願望；想要去破壞的慾望或在憤怒、恨及苦痛中感到愉快的經驗通常就是攻擊願望的表現。

精神官能性衝突（neurotic conflict）可能會造成焦慮、憂鬱與身體化症狀，工作、社交、性等方面的壓抑，或適應不良的人際關係。這些潛意識裡的精神官能性衝突是以感覺、思想、幻想及行動等行為形式來顯露跡象。這些在兒童時期習得的行為形式，對病患在兒童時期對世界的看法而言，可能曾經是適當的並具適應性的，甚至是要生存下來所必需的。即使這些行為在治療初時病患並不清楚，但在經過心理治療的運作後病患會變得清楚，而且對病患生活所造成的影響結果也變得明顯了。

心理動力式心理治療通常比心理分析本身更著重於，甚至有點更導向於此時此地（here and now）的治療概念。然而這兩類的治療技巧都有一共同的目標：了解病患衝突的本質——從兒童時期就已衍生出來的不適應行為形式（亦稱為嬰兒精神官能症，infantile neurosis）——以及衝突在病患成人生活中的影響為何。

心理動力式心理治療的施行場景

心理動力式心理治療可能是短期的（請參見本書第十三章）或者是長期的，治療期可能從數月到數年。一般而言，較長期的心理治療其時間是無一定時限的，亦即在治療開始時並無預設的結束期限，治療期的長度要視病患被提出的衝突範圍有多大及治療的療程如何而定。心理治療的會談次數通常一星期一次、二次或三次，而較短期的治療通常一星期一次，這種經常性的會面可容許治療師對病患的精神生活有更詳細的探索，以及讓移情作用有更佳的發展；另一方面，這樣的經常會面在治療過程中也支持了病患本身。服用藥物是心理治療的輔助方式，可以減輕病患持續性與退化性的症狀，並且讓病患有機會能感受更完整的情感。對某些病患而言，服用藥物可以減輕主要的疾病症狀，而讓心理治療向病患提出當時發病的狀況使之接受並促進病患再適應及恢復健康，進一步可以融入到家庭及社區中而減少再罹病率及死亡率的危機。病患在心理治療期間服藥與否是需詳加考慮的，尤其在被建議可以停藥的問題上就更加重要了。

心理動力式心理治療的技巧

發生於心理動力式心理治療中的行為改變主要是經由兩個治療過程：一是為了解病患從兒童時期得來的認知與情感的形

式（即防衛機轉），另一是為了解病患與其兒童時期曾出現的重要人物（可能數個）之間的衝突關係，此種關係在醫師與病患關係中彷若再被經驗出來（即移情）。這些感覺與知覺的尋回及了解是治療的重點，治療的場景便是被設計來促進這些行為形式的出現，並容許它們被分析探究，而不會讓病患混淆於醫病關係的現實之中，或者視這些行為形式為普通事物而摒棄不顧。

欲達成心理分析導向心理治療的主要成效，需要病患感到完全投入治療中以及信任與治療師的治療關係。這種治療聯盟（therapeutic alliance）是植基於以現實為基礎的治療原理中，例如共同努力去達成一共有的目標、治療師保持著一致性及可信賴性。只有在良好的治療聯盟下，病患才能看清那些移情的感覺，以及經驗到移情所顯現出來的各種行為的扭曲現象。

臨床工作者最重要的是要用同理心去聽出病患正努力想要說出的是什麼，以及去了解此對病患有何重要意義；病患所能提出的焦點問題便是治療師在治療中所能處理的⑦。這種詮釋及探索（interpretation and exploration）如要達到一定的深度是需在病患感到迫切緊急之際，而非在病患有一些思想和感覺出來之前或之後即可達到的。新手治療師經常在他們一看到有一些東西時，就覺得該是時候告訴病患了。其實不然，要怎麼去抓住何時該告訴病患的時機是治療師不可缺乏的技巧；小心詳細的思考及計畫是必需的。雖然詮釋——向病患解釋一項行為在過去與現在的前後關係，以及其與各移情現象的關聯為何——這項重大的事件是自然而然發生的，但它是在經過許多的準備蘊釀過程之後順理成章地發生。而何時再向病患告知新的訊息是取決於病患能夠聽到及了解到治療者必須如此詮釋的內容時。

病患的自由聯想是被鼓勵的。這種鼓勵可以是很簡單地告訴病患他（她）能夠自由地談他（她）希望談的任何事情。治療師的主要工作便是去聽出潛伏在病患聯想中的暗流（真正意義）。這主要工作經常包含想要知道前一個逐漸模糊的聯想與後一個聯想之間的聯結關係，或者是要聽出病患如何面對體驗他（她）所描述的那個人或病患如何去經驗與治療師獨特的互動關係。通常，傾聽病患聯想中意義含糊的部分便是給了潛意 *18*
識中的衝突及在過去與此衝突有關的人一個被了解的機會。

　　例如，一位病患來到一個心理治療會談中，不久在會談裡因女朋友的問題而心亂，便說「I want to get her back（我想要她回來，或我想要報復她）」。假如吾人可以聽得出來句子中可能有雙重意義，那麼就不會驚訝於病患實際的情形（括弧內中文意思）：雖然病患自己認為他只是在談他想要女朋友回來與他復合，但在會談快結束時，病患就開始述說他個人的報復幻想（此病患的幻想源自於一部老電影，他幻想著在他女朋友臉上塗滿葡萄柚）。此衝突性的感覺──期望已久以及早有恨意──在會談一開始時就已預示了。這種長期持續對被拒絕時的反應形式剛好與病患早期跟母親相處的經驗吻合：病患與其母親在被對方拒絕時正好都有相同的感覺，之後便對另一方產生怨恨。病患尚未準備好去接受上述的聯結解釋，但此已是很明顯了，這樣的行為形式現在已被看出，而病患對此的覺察已慢慢地增加。

　　移情作用的發生讓治療師體驗出要即刻用某種方法去面對病患的移情現象。對新手治療師而言，就像是在學滑雪一樣，

要隨時注意將要倒下的方向，而用此同樣原則去確認出移情作用。移情是一種病患腦中意向的特有實例，此腦中意向是指病患會傾向於在現今時刻只看到過去、傾向於使用舊的知覺及反應形式、傾向於排除一切新的訊息。當移情作用存在時，對病患而言是很真實的，即使有與之矛盾的訊息病患也會不予理會。新手治療師通常較難去看出病患對治療師的感覺與知覺中不合理的成分，而病患的移情卻又經常建立在其對治療師細膩知覺的這種根源上，這種根源如果治療師用心推敲與經營的話可使潛意識的東西展露出來。治療師也可能只經驗到病患各種知覺的細膩精準性，而無法聽出病患現在可能出現的過去行為形式中不合理的部分。

19

　　探究移情作用正好是那種持續檢驗病患所經驗到各種形式的人際關係工作中較特殊的一項，而上述的探究工作便是在嘗試了解病患的內在世界——是病患如何去看待及經驗各式人們與各種事件的世界；是心理現實（psychic reality）的世界。移情現象並非只出現在心理治療的場景裡，它會發生在各種生活之中及各種醫療情境之中。事實上，要求某一個人來到醫院（一個不熟悉的場景）——脫去自己穿來的衣服、可能沒有人知道他是何許人，以及被告知何時吃才吃、被告知要去何處才去——這便是一種誘導出移情現象強有力的方式！而對於移情現象，治療者唯一要作的便是要嘗試去了解移情作用並在發生時去檢驗它而非試著去掩蓋它。

　　治療師可能也會對病患經驗到源自於治療師過去行為模式的一些感覺，這就是反移情現象（countertransference）。反移情的作用會在治療師有其生命中未解決的衝突，以及有壓力事件時增加發生的機會。反移情可以是一位朋友，導引治療師去

知曉醫病關係中令人費解的部分，此部分可能已在過往的會談中被忽略掉但實際上並非未被經驗過；反移情也可能對治療造成阻礙，因而造成治療師對病患的問題有錯誤的認知及誤解。

■ 參考文獻

① Kandell ER: Psychotherapy and the single synapse: the impact of psychiatric thought on neurobiologic research. N Engl J Med 301:1028–1037, 1979.
② Kandell ER: Genes, nerve cells, and the remembrance of things past. Journal of Neuropsychiatry 1:103–125, 1989.
③ Ursano RJ, Fullerton CS: Psychotherapy: medical intervention and the concept of normality, in Normality: Context and Theory. Edited by Offer D, Sabshin M. New York, Basic Books, 1991, pp 39–59.
④ Hofer MA: Relationships as regulators: psychobiologic perspective on bereavement. Psychosom Med 46:183–197, 1984.
⑤ House JS, Landis KR, Umberson D: Social relationships and health. Science 241:540–545, 1988.
⑥ Ursano RJ, Silberman EK, Diaz A Jr: The psychotherapies: basic theoretical principles, techniques and indications, in Clinical Psychiatry for Medical Students. Edited by Stoudemire A. New York, JB Lippincott, 1990, pp 855–890.
⑦ Coleman JV: Aims and conduct of psychotherapy. Arch Gen Psychiatry 18:1–6, 1968.

■ 建議書目

Bruch H: Learning Psychotherapy: Rationale and Ground Rules. Cambridge, MA, Harvard University Press, 1974.
Fromm-Reichmann F: Principles of Intensive Psychotherapy. Chicago, IL, University of Chicago Press, 1950.
Gabbard G: Psychodynamic Psychiatry in Clinical Practice: The DSM-IV Edition. Washington, DC, American Psychiatric Press, 1994.
Luborsky L: Principles of Psychoanalytic Psychotherapy: A Manual for

Supportive Expressive Treatment. New York, Basic Books, 1984.

Luborsky L,Crits-Christoph P: Understanding Transference: The CCRT Method. New York, Basic Books, 1990.

Miller N, Luborsky L, Barber JP, et al (eds): Psychodynamic Treatment Research: A Handbook for Clinical Practice. New York, Basic Books, 1993.

Reiser MF: Mind, Brain, and Body: Toward a Convergence of Psycho-analysis and Neurobiology. New York, Basic Books, 1984.

Strupp H, Binder J: Psychotherapy in a New Key. New York, Basic Books, 1984.

Sullivan HS: The Psychiatric Interview. New York. WW Norton, 1954.

病患的評估 I
衡鑑、診斷與心理治療的施行處方

PATIENT EVALUATION, I: ASSESSMENT, DIAGNOSIS, AND
THE PRESCRIPTION OF PSYCHOTHERAPY

精神科評估對病患是否要接受心理治療或需接受藥物管理 *21*
的衡鑑而言，兩者同樣都很重要，甚至對前者而言更為
重要①。心理治療的施行處方即是精神科評估的結果。治療師
在施行心理治療前一定要非常仔細地思考好處何在、壞處何
在、目標的症狀在哪裡、治療的療程及有何副作用，正如在施
行其他處方時一樣。心理動力式心理治療的評估一部分便是在
衡鑑是否有器質性的原因造成病患精神障礙、是否需要服用藥
物、是否產生非治療目標的危險（如自殺、殺人、離婚、工作
中斷等），以及病患狀況會惡化的可能性。有時新手治療師一
開始便被安排在繁忙的門診單位，很容易會忽略了被轉介來作
心理治療的病患可能是被評估錯誤了，或者個別式的心理動力
式心理治療可能不是其適當的治療方式，抑或是根本就不需接
受心理治療。

除了要問病患一些典型的醫療評估問題之外，心理動力式心理治療的精神醫學衡鑑（the psychiatric assessment）還包括兩項重要技巧的使用：心理動力式的傾聽（psychodynamic listening）及心理動力式的評估（psychodynamic evaluation），這些將會在下面二章作更詳細的描述。這兩種技巧是非常有名且重要的，因為它們不只應用在心理動力式心理治療上，同時也可應用於許多處置與介入的模式中。心理動力式的傾聽與評估也可能對醫藥管理、諮詢照會的評估，及住院病患的治療等而言是一重要關鍵，此種使用原則在提及當下流行的保健管理系統時尤顯得其非常重要。這些技巧如果僅是被視為心理動力式心理治療評估的一部分，那麼這些技巧便會被忽視而顯得大材小用了。

心理動力式的傾聽要求精神科醫師或心理治療師需具備有好奇心的探究態度，要傾聽出病患所說的真義、隱喻、發展的順序，及「病患與人相處」和「治療師與病患互動」兩者間所謂人際互動上細微差別何在②③。對於病患陳述目前及過去有關他（她）的故事時，我們要特別注意其中的四個焦點：(1)病患的感覺和願望，(2)病患在生命週期中對不同感覺的處理（即防衛機轉與認知型態）及與這個世界健全互動的範圍，(3)病患自我尊嚴的調節，(4)病患的人際關係。這四個領域反映了四種心理動力學派在心理病理學上的觀點：驅力（drives）、自我功能（ego function）、自體心理學（self psychology），及客體關係理論（object relationships）（請見表3-1）。

心理動力式心理治療簡明手冊

表 3-1　心理動力學派的觀點

理　　論	焦　　點
驅力理論	願望與感覺
自我功能	防衛機轉、認知型態,及人格健康度的範圍
自體心理學	自我尊嚴的調節
客體關係	人際互動關係內化成主觀記憶

　　心理動力式的評估所採用的資訊是由探究質問及心理動力式傾聽的方式而得來,評估的主要目的在整合下列各項:病患的主訴、目前疾病的病史、個人過去的生長歷史、家族歷史、發展歷史(包括任何創傷事件或一般發展情況下產生的偏差)、精神狀態檢查(MSE)、醫病互動的型態、移情現象,以及精神科醫師或心理治療師的反移情感覺。這種評估的成果便是對病患過去與現在的主觀經驗有了心理動力式的了解(psychodynamic understanding)。此類心理動力式的通則[④]是藉由四種有關病患過去與現在經驗的心理動力式觀點,來對病患整個生命週期內的問題提供整合性的了解,同時也預測了醫病間可能的互動形式,以及病患防衛機轉與人際互動的形式。

　　依此通則來做,在評估期(the evaluation phase)可以得到一些訊息:衡鑑精神科疾病及其損傷的型態與程度方面所得的資訊、治療模式選定的資訊,以及心理治療本身如何去做的訊息。在任何治療(尤其是心理治療)開始的時候有一項工作非常重要:需知道病患是否有明顯的憂鬱或躁症的傾向,以及病患過去是否有自殺的歷史。如沒有這些資料,治療師在治療的困難時期很難去正確衡鑑病患為何午夜會打電話來,或是臨時取消已約好的會談。另外,在評估時會為往後心理治療設定出一種平和的氣氛,在做好評估之後,病患會感到受尊重及安

全，並相信他（她）最關心的事物即是治療師主要關切之處，
而且也會感受到在會談中任何主題都可以談。

　　治療師需詢問病患的生理徵候和症狀，以及自殺和殺人的
念頭與行動，此作法經常可以使患者感到較安心而不會以為只
有他（她）一人在擔心這些事情。病患常常想知道治療師是否
會詢問這些問題，思考治療師是否會去訊問這些特定的問題，
此會被病患用來衡鑑治療師是否很慎重地在傾聽，以及是否有
在關心病患；或者在衡鑑治療師所感受到的議題是否為不相
干，或因太具威脅感而不願去談論。VIP 病患及內科病患特別
會留心治療師的評估是否做得徹底，會覺得自己所有的問題—
24 —無論內外科或行為上的問題——及所有的危機與所關心的事
都應該立即且有同理心地被治療師探究。有這樣想法的病患將
覺得治療關係的建立應從信任與互相尊重開始，這樣的開始對
治療工作能否繼續具有絕對的關鍵性——因治療工作中可能包
含了很多扭曲的醫病關係。一般在治療開始很久之後——而且
經常是在治療結束期之時——病患才開始針對治療師所詢問的
問題有所回應及真正了解；或者這時才開始表示治療師在門口
歡迎他（她）的那種特殊方式讓他（她）感到一起面對問題的
治療工作是可能的。

評估開始

　　當治療師與病患第一次碰面時評估便已開始[5][6]。在門診
部門，治療師最好主動介紹自己並向病患說明其知曉有關病患
的一些困擾，但治療師不應認為病患知道這幾次會談是一種評

心理動力式心理治療簡明手冊

估工作，反而應該創造一種接觸會面的情境，來向病患說明治療師想要花一些時間去逐漸了解病患困擾的原由，並邀請病患告知治療師多一點（表 3-2）。

表 3-2　評估開始

目標

 ♦ 教育病患有關評估的過程

 ♦ 建立一種安全與保持探究的氣氛

 ♦ 衡鑑適當的治療模式

任務

 ♦ 衡鑑是否有對生命威脅的行為

 ♦ 衡鑑病患疾病是否有器質性的原因

 ♦ 決定病患的診斷

 ♦ 確認病患生命週期中衝突的範圍有多大

持續的時間

 ♦ 一次到四次的會談

技巧

 ♦ 使用存疑式的詢問及傾聽

 ♦ 傾聽病患在治療開始時的害怕

 ♦ 注意病患疾病的引發因素及其尋求治療的觸發原因

　　評估性的會談通常一次到四次，如需要可再增多幾次。評估時期的長短視搜集有關診斷與心理動力式衡鑑的資訊是否足夠，以及有無找出治療初期可去討論的議題來決定。通常新手治療師會錯在過於短的評估及未完成的衡鑑上，當然評估也不應一直延長，除非有需要。另一方面，移情現象在治療本身開始施行之前就會開始去影響病患與治療師的互動情形，而評估

性會談並不像真正去作治療時的階段那麼有結構性──此結構性是用以應付移情的發生與分析。如果移情作用變成了評估時主要的阻抗（resistance），其可能導致無法達成治療的協議而無法繼續探究的困境。在這樣的狀況下，移情作用就需要處理

25 討論一下；治療師應該小心地在病患可理解及可使用的層次上向病患說明移情作用。

當某一臨床工作者只是做評估工作而病患將會轉介到另一治療師作治療時，能讓病患在開始時就知道整個治療計畫，會對上述的評估工作很有幫助，而且對往後的治療能否成功地結束很有助益。之後病患會決定自我坦白的程度──決定是否再去敞開那些因太痛苦而不願被探究的部分；治療師必須特別留意這個論點，因為上述的情況經常發生在受訓及臨床工作場所中。偶爾由一位臨床工作者作開始的評估工作，而不擔任之後的治療者可能也有其益處及重要性，例如病患需要一種非常堅定穩固的、直接的、具面質性的方式來進入其迫切需要的治療中。在這樣的情況下，由不是治療病患的臨床工作者去作評估工作，會讓作評估的臨床工作者感到較自在，而能直言不諱但又有技巧地面對病患，這樣會是較好的安排。但話又說回來，有經驗的治療師是位有能力去做好評估的臨床工作者，而且在

26 之後的治療過程中也有能力去處理好因詮釋與分析的方式所造成的會談型態的改變，並且可以確認出是否有額外的影響變數進入到治療中，而在後來需要再作一些詮釋。

臨床工作者在評估當中使用兩種方法來搜集資料：詢問問題及不會常常打斷的傾聽⑦；兩種方法都必須使用以搜集需要的資訊。病患在評估的會談中一有憂鬱症狀的主訴，臨床工作者便應去了解憂鬱的嚴重度及自殺的危險度如何，此通常需要

　·············

一些直接性的詢問，至少最低限度也要做到此種詢問。威脅生命性的議題必須愈早處理愈好，以便去搜集到有關診斷需要的資訊。不過病患其他的生涯資訊也是要搜集而成為其身世沿革的一部分，同時也必須給病患時間與空間，以讓病患不在治療師的干擾下恣意地描繪出病患自己世界的景象。另外，太過於侵擾或太過於安靜也可能會造成訊息的流失及可能會讓病患產生混淆的感受。

治療師的熟練度在於其如何去搜集病患的生涯歷史及有關診斷的資訊；治療師愈熟練，他（她）便愈能去了解——愈能去抓住——病患的問題，因此也愈能去處理病人範圍甚廣的問題。經驗夠的治療師可以跨各種社經地位以及不同性別、種族、宗教信仰、文化，與訴諸感情方式的不同而與各種病患建立良好的醫病互動關係。不過所有的治療師也會經歷某種治療師與病患間的鴻溝，以至於他們無法建立起治療關係。在這樣的情況下，治療師會轉介病患給另一臨床工作者續作處理。

在第一次會談時，治療師應該會聽到病患對心理治療開始而感到的害怕（fears），這些害怕恐懼的心理一出現或被病患明白地表達出來時即應早點探究。當這些害怕已被治療師聽到並尊重地去探究的話，病患將會感到很安全而且會更有意願繼續接受評估與治療。此外，能夠展露出這些害怕的心理可以讓治療師在詮釋病患突然中止治療的事件時可以做得更好些。病患在治療開始前的評估期就退出，此種情形並非常常發生，所以我們視評估期為一種候選的階段（the candidacy stage）（在 *27* 臨床上，大約有 50% 的病患在第五次會談前會中止治療）。提早結束治療可能是導因於一種對抗尋求幫助的防衛作用、一項移情的作用、病患覺得此治療並非得當而決心中止，或者有時

是評估就造成了症狀的緩解而導致病患中途結束⑧。

通常在第一次會談的最後，臨床工作者將擁有如何去著手的計畫：有無需要作進一步的器質性方面的檢查？需要再做鑑別性診斷嗎？是否有任何威脅生命的課題，無論是現在或未來可能發生的？此時治療者必須向病患說明大概還要再多少次會談用來做評估工作，如此方可讓病患知道有一組會進行些什麼的治療大綱。

🔍 篩選標準

心理動力式心理治療對精神官能性層次的疾病（泛指各種精神官能症）有最佳的療效，這些疾病具有在本質上病患原始發展的伊底帕斯情結的衝突，及那些被病患經驗成內在性的衝突。雖然 DSM-IV 對各種精神疾病的診斷標準⑨並不是依其發展性的衝突層次（developmental conflict level，或防衛作用的成熟度）來編制，但 DSM-IV 中有些精神疾病比其餘的精神疾病較可以依原始性精神官能性層次的衝突來呈現分類。在 DSM-IV 的各種精神疾病中經常涉及到原始性精神官能性衝突（a primarily neurotic conflict）的疾病包括：強迫性疾患（obsess-ive-compulsive disorder）、焦慮性疾患（anxiety disorders）、轉化性疾患（conversion disorder）、影響生理疾病之心理因素（psychological factors affecting physical disease）、低落性情感疾患（dysthymic disorder）、輕度至中度的情感性疾患（mild to moderate mood disorders）、適應性疾患（adjustment disor-ders）及輕微嚴重至中度嚴重的人格疾患（mild to moderately severe personality disorders）。有心理性思考心靈的病患、能夠觀看得到其感覺而不需實際去行動的病患，以及能夠藉由了解獲致症狀緩解的病患皆能從心理動力式心理治療中獲得幫助（請參見表3-3）。另外，具有支持性環境——如家庭、朋友、工作——的病患通常會治療得更好，因為他們在這種環境下能夠以更徹底的態度去接受治療。這樣的病患並不需要把治療師當成主要的現實中的支持者，因其另外還有一些支持的力量可提供病患去因應克服生活中或接受治療時的一些壓力。

表 3-3　病患篩選的標準

28

病患

♦ 精神官能性層次的疾患

♦ 具心理性思考心靈

♦ 能夠觀看得到自己的感覺而不需實際去行動

♦ 能夠利用了解來緩解自己的症狀

環境

♦ 具有支持性的環境

治療師─病患

♦ 治療師與病患良好的相配度

　　較嚴重困擾的疾患──如重鬱症患者、精神分裂症患者，或邊緣型人格疾患──也許亦可使用心理動力式心理治療來作處置。依此治療方式來處理這幾類病患通常是著重在矯正病患發病當時的狀況以及加速病患再適應、復原與融入社區內。這些病患的退化傾向可以採用心理動力式心理治療並配合藥物的使用，及經由與治療師面對面會談所獲致的支持與現實感的回

28

饋來處理。具有嚴重伊底帕斯前期的心理病理（severe preoedi-pal pathology）患者並不太適合心理動力式心理治療，這種病理形式會由下列一些特性來顯現：無法去形成一種支持性二元一位的關係（a supportive dyadic relationship）、嚴重剝削性關係的呈現（the presence of severely exploitative relationships）、一種混亂的生活型態（a chaotic lifestyle），或實質性的（或危險性的）行動化（substantial or dangerous acting out）。要符合心理動力式心理治療的基本資格——病患要有一種強而有力、觀察敏銳的自我及有能力去形成支持性的治療關係——對具有上述一些特性且較嚴重困擾的病患而言是滿困難的。

雖然心理性思考心靈的特質是很重要的，但智能部分本質上並非是一項篩選標準。事實上，智能較高可能正反映出一種高度組織化強迫性人格結構，此可能非常難以處理。社經地位亦不是治療能否成功的良好預測物，相對地，能夠去處理各種社經地位的病患通常就是治療師的任務與技巧的一部分——能夠去延展各式生活經驗的範疇，以及精確地同理到病患的世界中。因此病患與治療師之間的相配度是非常重要的，尤其是在治療的開始期（the opening phase of treatment）與建立治療性聯盟的時候。一般而言，喜愛他們的治療師、有較短之症狀期，及正尋求他們問題的了解與症狀的緩解等幾類患者通常有最佳的治療成果。在評估期如能施行一種試驗性的詮釋工作則可提供很多有用的訊息，例如可以知道病患如何利用了解（underst-anding）來矯治自己的症狀，以及病患怎樣去經驗那藉由詮釋使了解被視為是具有支持性與幫助性的手段，以及其經驗的程度如何⑩。

■ 參考文獻

① Ursano RJ, Silberman EK: Individual psychotherapies, in The American Psychiatric Press Textbook of Psychiatry. Edited by Talbott JA, Hales RE, Yudofsky SC. Washington, DC, American Psychiatric Press, 1988, pp 855–889.

② Mohl PC, McLaughlin GDW: Listening to the patient, in Psychiatry. Edited by Tasman A, Kaye J, Lieberman J. Philadelphia, PA, WB Saunders, 1996, pp 3–18.

③ Edelson M: Telling and enacting stories in psychoanalysis and psychodynamic psychotherapy. Psychoanal Study Child 48:293–325, 1993.

④ Perry S, Cooper AM, Michels R: The psychodynamic formulation: its purpose, structure and clinical application. Am J Psychiatry 144:543–550, 1987.

⑤ Lazare A, Eisenthal S: Clinician/patient relations, I: attending to the patient's perspective, in Outpatient Psychiatry. Edited by Lazare A. Baltimore, MD, Williams & Wilkins, 1989, pp 125–136.

⑥ Lazare A, Eisenthal S, Frank A: Clinician/patient relations, II: conflict and negotiation, in Outpatient Psychiatry. Edited by Lazare A. Baltimore, MD, Williams & Wilkins, 1989, pp 137–157.

⑦ Silberman EK, Certa K: Psychiatric interview: settings and techniques, in Psychiatry. Edited by Tasman A, Kaye J, Lieberman J. Philadelphia, PA, WB Saunders, 1996, pp 19–39.

⑧ Malan DH, Heath ES, Baral HA, et al: Psychodynamic changes in untreated neurotic patients, II: apparently genuine improvement. Arch Gen Psychiatry 32:110–126, 1973.

⑨ American Psychiatric Association: Diagnostic and Statistical Manual of Mental Disorders, 4th Edition. Washington, DC, American Psychiatric Association, 1994.

⑩ Malan DH: Toward the Validation of Dynamic Psychotherapy. New York, Plenum, 1980.

■ 建議書目

Brook HE: Empathy: misconceptions and misuses in psychotherapy. Am J Psychiatry 145:420–424, 1988.

Levinson D, Merrifield J, Berg K: Becoming a patient. Arch Gen Psychiatry 17:385–406, 1967.

Malan DH: Individual Psychotherapy and the Science of Psychodynamics. London, Butterworths, 1979.

Strupp HH, Hadley SW: Negative effects and their determinants, in Negative Outcome in Psychotherapy and What to Do About It. Edited by Mays DT, Franks CM. New York, Springer, 1985, pp 20–55.

Bergen AE, Garfield, SL (eds): Handbook of Psychotherapy and Behavior Change. New York, Wiley, 1994.

病患的評估 II
心理動力式傾聽

PATIENT EVALUATION, II:
PSYCHODYNAMIC LISTENING

心　理動力式傾聽是心理動力式心理治療的核心技巧，其可 *31*
應用在很多方面。此種傾聽在做心理動力式心理治療的
評估或支持性心理治療的評估時是必要的，另外，在展開心理
動力式評估以促進藥物順從性方面亦是必需的。心理動力式傾
聽亦可運用在諮詢照會醫學的評估、住院病患的衡鑑，以及用
在主要著重於找出某精神病患最合適的服藥方式之評估上。

　　什麼是心理動力式傾聽（psychodynamic listening）？答案
可能不只一種，有經驗的心理分析與心理動力式心理治療的教
授者可能各自強調不同的要素，而本書在此所主張的觀點是嘗
試整合各種不同學派的觀點——即嘗試去整合採用當代主要的
一些心理治療學派對人類心靈本質及其對於如何聽出一些有關
健康與不健康部分的形跡這兩方面的理論觀點。

⚡四種心理學理論

今日，有四種主要的心理學觀點被運用在針對心智功能所做的心理動力式了解（psychodynamic understanding）的任務上①②③④。它們分別是驅力理論（drive theory）、自我心理學（ego psychology）、自體心理學（self psychology）及客體關係理論（object relations theory）（請參考表4-1）。

表 4-1　四種心理動力學派有關心智功能的心理學理論

³²

心理學理論	主要概念
驅力理論	◆一些較著名依生物性為基礎的本能理論（原慾 libido／攻擊 aggression） ◆現代的觀點：願望（wishes） ◆性的（身體的）發展，為衝突範圍的重要決定因素
自我心理學	◆一些較顯著驅力概念的適應與調節 ◆防衛機轉 ◆心智功能中非衝突性的領域即是發展的資源（如智能、知覺、記憶等）
自體心理學	◆自我尊嚴與自我價值感的調節 ◆早期重要的親子關係 ◆分離／個體化，為重要的發展任務
客體關係理論	◆在過去生命中重要人物形象的一些記憶組織成願望、行為、知覺及意義 ◆發展是在各種與人互動關係的背景下發生的

根據驅力理論，某些與生俱來的、生物性基礎的本能（in-
stincts），會在人類各種不同的發展期間形成各式的願望（wis-
hes），例如某位驅力理論者的觀點認為：一個青少年男孩想要　*32*
找一位女朋友並與之出雙入對，之後便想嘗試與之有性方面的
接觸，上述這樣的一個願望是反映著一種以本能為基礎的運作
過程。雖然今天很多驅力理論者已不再完全無修飾地採用本能
與驅力的概念，但原慾性驅力（a libidinal drive）此種隱喻性概
念——一種驅力，包含涉及愛與性慾感覺的一些願望（wish
es）——仍被視為是激發人類思考、感覺及行為的中心力量。

　　第二種心理動力學派的觀點為自我心理學理論，依此理論
對心智功能的主張為：心靈會逐漸成長而擁有心理能力，此心
理能力包括能夠去調節與控制驅力的能力，有時此調節能力的　*33*
運作會涉及到藉由防衛機轉的作用將願望隱藏於意識知覺之
外；本書會在第七章再詳述此運作過程。而有時控制能力意味
著一種覺察：覺察自己的願望與為願望而設計好讓其發生的一
些活動及思想，因此自我心理學家研究的範圍包含：人們思考
的方式、認知形式、防衛機轉、被設計來實現願望或阻礙願望
的活動，以及能夠提供發展時資源與力量的心智功能中屬於非
衝突性的領域（這些領域包括智能、知覺、記憶）。

　　第三種心理動力學派對心智功能的觀點為自體心理學理
論，其強調為了要了解一個人，我們就必須去研究他（或她）
發展其自我尊嚴（self-esteem）的方式為何？以及現在調節自
我尊嚴的方式是怎樣運作的？此種心理發展的方針著重在早期
親子關係上——明確地說，是將焦點放在雙親如何向幼兒們傳
達有關幼兒自我的意識、他們對分離的感受，及他們自我價值
感的方式為何。而在之後的生命中，一個人能夠以獨立的個體

去有效地執行各種功能，並擁有一種可以耐得住生命中尋常性挫折（失望）的自我價值感，而此正反映出在這個發展的過程裡已有了健全的體驗。

客體關係理論為第四種心理動力學派的理論，其強調在過去生命中重要的人物形象與自身形象所組織而成的數組記憶心像——亦即在某人心靈之內存在著各個體人物的心像，此包含了自體（the self）與那些自體之外在某人生命中曾是重要的人物形象。這些人物個體可能包括了原生家庭中的成員、親密的朋友、配偶、小孩及老師與其他許多的人物，其所要求的是這些人必須曾對此人而言是重要的，以及對每個人物個體所組織成的記憶心像組必須存在此人的心靈之中。此外，根據客體關係理論，如沒有認可「人類發展是在人際互動關係的背景下發生」此種論點，各個體人物與自體就無法依照驅力的觀點、防衛（自我心理學）的理論，及自我尊嚴的觀點來作有效的研究與了解，這些關係會製造出上述所稱的記憶心像，而且這些關係的記憶會激發個體想要得到某些滿足並嘗試用某些方式來達成那些願望，而這些都發生在與他人互動關係的背景之下。

34

此外，一些由此四種理論所衍生出來的幾個理論性見解逐漸成形：相互為主體的觀點（the intersubjective perspective）主張：每一個人的真實面都具有高度的個人化與唯一性——亦即在研究一個人時沒有一件事是絕對具客觀性或具有客觀的真實面。通常治療師對於治療中所發生的事情僅僅是知覺到與只考量到他（她）自己所認定的版本，因此治療的關係應該是一種互為主體的互動及共同衡鑑的過程。而人際互動觀點著重在治療師與病患之間的關係上，特別是去探討在較不強調病患過去的訊息時，治療師與病患的互動是如何。另外，其他的觀點是

------------------------------- 心理動力式心理治療簡明手冊

強調動機理論，其研究方式是從較傳統的驅力理論、自體理論及人際關係理論中衍生而來的。

處於臨床時刻與臨床性衡鑑

（The Clinical Moment and Clinical Assessment）

表 4-2 中簡短的摘要是想去傳遞心理動力式心理治療師如何傾聽出臨床資訊的架構為何①②③④。當精神科醫師或心理治療師傾聽病患述說時（無論是在做諮詢或已在進行治療中），他（她）以其自己的心靈去體驗臨床時刻，而此刻病患的心靈正被前述四種心理學觀點巨細靡遺地檢視著（請參見表4-2）。

臨床傾聽者想知道：「這個人正希望著什麼？此如何反映出有關其基本願望的發展——有關其基本願望的本質？」（驅力理論）

臨床工作者會問自己：「那些願望到底發生了什麼事？它們被防衛作用隱藏在潛意識中嗎？或是它們已被允許進到病患的意識中了？如果它們已被意識到了，病患個體會不會有效地運作好讓它們實現？或者是有一些方法讓病患可以預防它們被實現，那是第二層防衛作用嗎？」（自我心理學）

臨床工作者進一步詳細考慮著：「這個人現在怎麼去感覺他自己？他喜歡他自己嗎？如果不喜歡，他能容忍他這樣嗎？他是否能夠想出如何安排他自己的生活以便很快地會再喜歡自己？他有能力自己調節管理自己的自我尊嚴嗎？抑或是他必須利用到其他人才能讓他自己感到好一點？（有時會以一種反映著他對其他人缺乏感覺的方式來利用其他人）」（自體心理

35

學）

36 　　最後，臨床工作者會思考：「在這個人的心靈中，哪些人是重要的人呢？他怎樣去想起他們及利用他們？——如何把他們當成他自己思考與行為的範例式對象？或是如何把他們視為他自己願望的範例式對象？以及如何將他們當作是他在尋找的人的範例式對象？他有直接去找出他們嗎？」（客體關係理論）

35 表4-2　從有關心智功能的四種心理學理論來施作心理動力式傾聽

心理學理論	需考慮的問題
驅力理論	◆ 此病患正希望著什麼？
	◆ 此病患的生涯中是什麼讓此願望突顯出來？
	◆ 這些願望發展得適當嗎？
自我心理學	◆ 在病患的生涯歷史中是什麼事件讓這些願望有必要去表達出來或抑制住呢？
	◆ 病患如何不讓願望進入意識層面（防衛作用）？
自體心理學	◆ 病患喜歡他（她）們自己嗎？
	◆ 他（她）依靠其他人而感到有價值、被讚賞、被認定嗎？
	◆ 他（她）怎樣去對減低其自我尊嚴的事件或會從他（她）的生命中移去讚賞者或評價者的事件作反應嗎？
客體關係理論	◆ 在病患過去與目前的生涯中哪些人是重要的人？
	◆ 這些人在不同的發展階段中是如何被想起的？
	◆ 病患在過去歷史中的行為、感覺及思考像誰？
	◆ 誰是病患錯過及渴望見到的人？
	◆ 在早年從病患的生命中失去的人是誰？（會失去可能是因為死亡或搬家，抑或是導因於疾病或衝突而失去）

使用心理動力式傾聽的臨床工作者，會深切注意著真實面短暫顯現的本質，會試著把自己放在病患的位置上並藉由那人的眼睛去看世界。心理動力式的傾聽者了解她與病患間的關係是一種人際關係，她料想這樣的關係正在揭發有關病患的思考方式、感覺方式與生活的方式為何？以及病患過去的生涯中是什麼正被移轉到此共有的治療關係中？

心理動力式的傾聽者怎樣去發揮他（她）的功能，此還有很多方面可以談（至少在心理治療的狀況下還有）。在評估中，有多個臨床時刻的衡鑑並且結合更詳細的病患生涯歷史的取得，此可能已足夠去做出一項臨床結論，並給與建議。在正進行中的心理動力式治療裡，治療師在臨床時刻發生之後便可體驗到此臨床時刻的存在，此都發生在一種特殊的情境之下，因為在心理動力式心理治療中治療師是被病患拉引進入病患的世界中——至少是進入治療諮詢室四面牆之內的模擬小世界中。在那裡，心理動力式心理治療師利用她傾聽的能力去觀察與衡鑑臨床時刻，並在此臨床時刻的體驗中看看到底發生了什麼事，對此有何觀點？而兩人需共同分擔復原治癒的工作，此種經驗是非常強烈的，正如雙方要共同面對一種狀況：因為在治療情境的壓力下有復原回歸的任務，所以彼此都對另一方會經驗到移情的感覺，在這種狀況之下體驗當然是很強烈的！⑤⑥⑦

本章將提出心理動力式的傾聽在諮詢—照會場合中運用的例子來討論，接著再舉一個有關此種傾聽是如何在心理治療的評估中顯得那麼重要的例子來探討。然後我們再進一步加入針對心理動力式心理治療的場景下，傾聽如何運用這樣的主題來作討論，此包括了下面幾個需細心推敲的問題：

・病患的世界是如何再創的？

37

- 治療師是如何被引入到那個世界的？
- 移情與反移情是如何地發展？以及如何地被體驗出來？
- 心理動力式傾聽是如何被治療師採用，藉以去完成下列三件事：引出對病患的了解（understanding）、發展出幫助病患的策略、達到良好策略性的介入藉以促進復原痊癒的進程？

心理動力式傾聽在諮詢─照會場合下的運用

　　一位精神科醫師被找來評估一位門診病患，其抱怨著難處理的疼痛，這位四十幾歲的病患是一位從事專門職業的女士，同時是妻子與母親的角色，曾經在兩年前有過一次較低部位的背部手術。就之後的 X 光與 MRI 檢查及一些神經學檢測的結果，並沒有嚴重的神經學科症狀，但她抱怨在她開刀的部位有嚴重的刺痛，有時會擴散到她的腳。

　　此被諮詢的精神科醫師在他們第一次見面時向她說明整個醫療團隊知道她正處於痛苦的深淵中，而且也並不認為她的痛苦不舒服是想像、不真實的，並再進一步向她解釋有時某些心靈的運作過程會製造出或導致身體上愉悅快樂的反應，而有時卻是痛苦的反應。如果藉著談論她的生活、她的希望、她的願望、她的挫折──無論是過去的或現在的──以及她對未來的期待，精神科醫師也許能夠去幫助她減輕些許的痛苦。

　　在此需強調的是，此位病患是一位非常聰明細心、極有教養的人，而且由此位精神科醫師所提議的方式讓此病

38

患滿讚賞的，然而她有點懷疑他是否真的會讓任何事情都攤開來討論。不管怎麼樣，她同意與他再會面，並從那時就開始了會談。她談到她是四個孩子中最大的，出生在鄉下農場的務農家庭中，她兩個弟弟現仍在農場裡工作，她的父母最近退休了。她詳述在她早年求學時就已證明她有學業上的天份，並且從她父母及老師處得到很多的鼓勵。從她青少年早期開始，就被選入參與一項特別強化教育計畫：在每個暑假期間，她首先會在地方上的學院加強學習，接著在她家那州主要學術研究的州立大學，最後進到她家住的那區中主要的大都會區內最負盛名的一所私立大學。在那裡她接觸到其他從美國各地來的優秀青年，她和其他共同在那研習的學生都夢想著在那裡一同進入大學。當所有的這些願望在每個暑假逐一實現時，她的弟妹及父母都在他們的家庭農場中努力工作，而在農場的暑期經常是充滿著太多雨、太多陽光、農作物的疾病，及其他種種的狀況而使得經濟不佳、生存困難。

在第一次諮詢會談中，此精神科醫師已想知道此女士正試圖告訴他的是什麼？他想著：「為什麼在一開始時，她選擇以此方式來告訴我有關她自己及她家人的事？」他自己發現他有了這樣的印象：此女士以一種相對地奢華的情況在生活著，而她娘家的其他人生活得卻很辛勞。但她為何要強調這個？特別是當她如此痛苦的時候。

在他們第二次、四十五分鐘的會談中，此病患選擇去談有關她現在的生活。她是一位律師，在一家大公司上班，工作艱辛且吃力。她有兩位小孩，都是年輕的青少年，在學業上都有天份，她與他們很親近，並為他們感到驕傲；　*39*

她已嫁給她愛的那男人二十年了,她說她在法學院唸書時與她先生相遇,他是一間法律事務所的合夥人,此事務所開在他們住的城市。然後她談到幾年前他們全家回到那家庭農場去度假旅行的事,他們是在夏天時去的,她、她先生及兩個小孩在那農場度過了兩星期。她指出她想去度這樣的假期已想很久了——因她感到與她的家人已漸行漸遠而想計畫以此方式來讓彼此更靠近些!

在第二次會談已快接近尾聲時,此位精神科醫師已經開始在思考他到底知道些什麼,在依自己的想法建構臨床時刻時,他了解了許多有關此病患處理操縱她的願望、她所使用跟這些願望有關的防衛與她所呈現的人格特徵、她對她自己的意義,以及在她的客體世界中她與他人產生關係的方式。她是一個能夠訂下什麼是她所想要的女性:學術上的成就、專業上的成功、一種與丈夫有良好的愛慾關係、一種與孩子們具鼓勵性和親密性的關係;而她的防衛現象及人格特徵形式是很具成果的:與其壓抑她那種希望成功的攻擊性願望——因為此是她所想要的——不如就以她自己的能力去明白表達她的希望並且將她的精力導入一些具建設性的活動中使得她可以達成願望。此正代表著一種優良精練的昇華(sublimate)能力。此位精神科醫師推測此女士運用了某種程度的防衛性利他主義(defensive altruism),或許正是此種利他行為激發起那趟回到農場的旅行。但他確信這是一個有能力去訂出及完成她自己目標的人,她具有良好的能力去調節控制她的自我尊嚴,而且她擁有一個與人關係皆良好的和樂世界,她所認識的人對她的印象都是成功、美滿的,總而言之,她一切都不錯。

40

就在一切似乎都安好之時，她開始去談到她的背是怎麼受傷的。在農場度假時，她決定她應該要開始去做一些雜務零工——這些雜務平常是她弟弟們及其妻子，以及她的一些姪女、姪兒在分擔的，當做這些農場雜務時她傷到她的背了，然而在那個時候她仍強迫自己繼續做，因此而使原本可能現在已復原的傷害反而更惡化了。在這次會談快結束之時，此位精神科醫師問她為何在受傷後沒有立刻停下做雜務的事呢？此雜務很明顯地是她平常所不熟練的。她毫不猶豫地回答：在過去生命中她的父母及弟妹已經工作得非常辛勞了，而她已獲得太多自己的好處以至於能成功，這些都是她家人努力工作所致，所以在這次回家時她實在不能放棄這幫忙的機會。

　　這位精神科醫師現在相信他已不僅獲得了一些必要的生涯歷史資料，而且從自我心理學的觀點來看，他也已了解了很多。他現在知道此位女士在病理的解析上雖不是受罪惡感所折磨，但是她有某種過度的道義良心的心態及一種防衛作用的結構，此正反映出先前精神科醫師所推測的利他性的確存在。對她而言，成功並不在於做好農場的雜務，但她的自我（ego）要求她在回到家裡時要去幫忙做雜務。

　　在下一個會談裡，精神科醫師決定要去問他的病患有關她手術過程、復健過程的詳細病史，以及她現在生活的情形與其背痛的情況。她非常的積極，一問她便說出她另一方面防衛作用的結構：她並不特別地內省（introspective），不會常常作自我觀察。她透露她帶著疼痛從假期中歸來，但因為事務所中有一個非常棘手的訴訟案件，她必

須花許多時間去處理，所以她並沒有去管背痛。之後，當她更詳細地討論著她的工作時，她便強調那是「非常艱苦辛勞的」（backbreaking）工作，她說每當有某個訴訟案件正打得如火如荼時，她就要在辦公室裡工作一段極長的時間，這樣經常剝奪她自己的睡眠時間並常覺得身體好像生病了，在那樣的時間裡她的脖子和背總是疼痛。當她說這些情況的時候，似乎並未將這些情況聯結到她現在的狀況，而精神科醫師現在想知道的是其人際關係的情況如何。

她繼續描述她的背痛是如何變得不能再忍耐了，在復健過程中無論怎樣地努力都沒什麼效果，以及到最後她怎樣去接受手術。此時精神科醫師便問她在手術前那段期間是否有試著去減少她的工作時間，她說她已不能那樣做了，因為那已是非常忙碌、非常急迫的時刻了！她再附帶說：「我從小就被栽培，所以我要非常努力工作，我有良好的悟性與智能，我逃離了農場但我被教導無論如何都要努力求上進。」

此精神科醫師現在向他的病患提供一些他觀察到的東西。他指出她曾經去試著與她家裡的成員互相支持地在一起工作（而她的家人從以前到現在就已習慣於靠身體勞力在工作），但她受到傷害了！那時她曾感到她不能放棄，即使在她疼痛的時候也不行。當她回到家，她繼續工作——從事著她認為「非常艱苦辛勞的」工作，而事實上這樣的工作經常讓她覺得頸部與背部非常疼痛。他再點出他的病患非常重視她的家人為她所做的一切，並覺得她有義務要忠誠、要努力工作，甚至「弄斷她的背」（break her back）也要去服務那些雇用她的人或那些幫助過她的人。

他的病患都同意醫師上述所觀察到的，但以她很少自我觀察內省的習性來看，她自然而然地沒再思考是不是還有其他東西要加入，因此這位精神科醫師想再知道是否她現在有在照顧她的背，抑或是一如往常一樣仍繼續從事她所稱的「非常艱苦辛勞的」工作呢？於是他便提到：「或許妳仍是那樣地疼痛，因為妳的良心告訴妳：妳必須工作，而在妳坐著工作好幾小時後要結束時，此必定讓妳感到非常疼痛，因為妳正在做傷害妳身體的事情，而此事會讓任何人感到非常疼痛，有沒有任何人告訴過妳坐著對背部是很辛苦的負擔？──它可能會造成背部與頸部強烈的疼痛。」

42

在那時，這位非常聰明的女士承認她從來不曾知道這個事實，這樣的情況讓此精神科醫師了解到或許她沒有接受到適當的手術後復健治療。但醫師也推測她的律師工作會被那種要與弟妹、父母一同並肩工作的需求實際地或隱喻性地強迫推進著，以至於她對物理治療師與外科醫師的建議不曾、也無法聽得進去，他藉由向她的物理治療師諮詢後證實了上述的推測。此時這位精神科醫師開始教育她的病患有關她的良心負擔是如此地重，以及一直在導引著她與防止她去改變她的生活型態──如改變的話便足夠讓她的背痛逐漸好起來──這樣的模式是如此地頑固。那就是意謂要她多出去外面活動活動，少花點時間在她的辦公桌前。

更多後續的物理治療便積極的進行，此病患及時克服了因肌肉痙攣而引起的劇烈疼痛現象，這疼痛實際上經由運動以及患者明智的決定去安排建構她的工作生活之後是

可以治癒的。最後，她如果配合工作中有休息時間以便去伸展一下肌肉的作法，她甚至可以跟以前一樣地努力辛勞工作。手術後復健的常識（其實她一直有此觀念）現在讓她對背痛的控制更有效了，即使在沈重的律師工作中她的背痛也減輕許多，此正是因為那種細心深切的傾聽，並以心理動力式取向的諮詢來花費好幾個小時與這位基本上非常勤勉、有成就、有愛的女士會談所致的成果。雖然她基本上並沒有變得不同——並非突然變得會內省、會自我觀察——但她現在真正了解有一組心理動力學現象的原因在先前讓她無法照顧好自己。她現在能夠避免那種「非常艱苦辛勞的」痛苦——此痛苦指的是她在農場的家人靠勞力辛苦地工作使得她現在可以享受富裕歡樂的生活，而他們只能用想像的，於是她潛意識地感到欠他們太多了而覺得很痛苦。

43

心理動力式傾聽在心理治療評估期的運用

　　一位病患經由經驗較少的同事轉介到某位資深的精神科醫師那兒去，那位資淺的同事已做了初步的評估並且相信接受心理治療是適宜的，但是此接受過一般精神醫學訓練的年輕同事並不確定何種心理治療是正確的建議，所以請求這位較資深的精神科醫師去完成整個評估及執行心理治療。此位病患三十歲出頭、單身男性，接受過良好的教育，在工作生涯中也非常積極。他有一位女朋友，而且他述說著他在工作上表現不錯、有很多對他很友善的同事，

以及有很多朋友——男的、女的都有。他表示他來自一個快樂幸福的家庭，是三兄弟中的老二，與其兄弟都處得很好，與他的父母親都很親近。他再描述說有一個快樂的童年，那時也是有很多朋友。雖然他不是一位特別優秀的好學生，但學業對他來講尚能得心應手，而正因他是如此恭敬有禮且非常友善，使得他大學一畢業就有很多商業界的工作機會。

相同地，此男子繼續述說在生活中他與女性都處得不錯。他回憶起高中四年級時的第一位女友、在高中時他過著約會頻繁的生活、在青少年時有了性的經驗，以及自進入大學後就享受著性的生活等等。每件事似乎都滿順遂的，直至一年前開始有焦慮症狀的發作後就不對勁了。在詳細的病史搜集後，揭露病患在體驗那次毫無預警地突發性焦慮症狀之前，他已有好幾個月睡眠都不佳——他也找不出原因在哪！之後有一天他在車內，路上交通阻塞，他注意到他開始呼吸沈悶、出汗、感到心跳加速，以及覺得害怕，他去看他的醫師——一位內科醫師，經過完整的檢查後並沒有發現任何原因，他被告知他所感受到的是一種焦慮症狀或恐慌發作。這位醫師問他是否有一些心事，但此病患回答沒有。此醫師告訴他此現象可能只是單一事件，也許不會再發生了，但如果再發生的話，他就應該回來做處理。

在一個月後他又經歷了第二次發作，他打電話給他的醫師，醫師給了一種BZD（benzodiazepine）藥物的處方並囑之需要時才服用。接著的幾個月內他又發作了好幾次，於是他被他的內科醫師轉介給那位較資淺的一般精神科醫師作評估。那位醫師對此病患以詳細周到的方式描述他的

生涯歷史感到印象深刻，並且指出此病患表達能力非常好。當這位病患抱怨每當他服用藥物時——甚至偶爾只服用一次——他就覺得昏昏欲睡，這位資淺的精神科醫師就認為可能某種談話式心理治療是其適當的處置。此位患者繼續陳述他對任何有鎮靜效果的藥物都非常敏感，也就是這個理由他也戒除了飲酒習慣。當轉介做心理治療的評估完成後，此位精神科醫師相信這位病患是作心理動力式心理治療理想的對象。

45 　　回到這位資深精神科醫師的部分，她認為事情並不那麼確定，她在最初便發現此病患一點也不具內省性（intro-spective）、不易自我觀察，他描述之前的生活是如此完美得讓人聽起來實在不夠真實。依她的看法，其昏昏欲睡的現象是一項需要進一步做藥物調整的徵兆，而不是需要去做心理動力式心理治療。雖然如此，她仍繼續做病患生涯歷史的資料搜集，以四種心理學理論來傾聽病患怎麼說。

　　她聽到病患清楚地表達他想在商業界有所成就及在社交生活上互動良好的願望（wishes）。當她問及與病患有三年關係的女友時，他說她女友很有趣而且漂亮，他很享受跟她在一起的時光，有美好的性關係、會一起運動，夏天還會去他們跟其他幾個年輕男女分擔的海灘小屋度假。這位精神科醫師花了整整四十五分鐘的會談在討論其與此女友的關係，但一直都沒有新的內容再出現！因此這位精神科醫師覺得如依此病患的看法：人與人之間的關係是不用涉及到任何承諾的——沒有維持長期的關係或責任感的觀念，她也假設這個男人在這種可能是伴侶般的親密關係中一直保持著距離，其實是一種對「自己要確認自己已不是

一個男孩，是一位男人」這樣想法的防衛作用，而且她相信他完全無法察知到這個防衛作用或其作用的目的。因此從驅力理論及自我心理學觀點來看，此位精神科醫師斷定這位男性有明顯的防衛作用，其是在對抗「自己要確認自己各項願望的目的」這種想法：在病患視自己是一位強壯、有能力、有責任感、性感的男性時——此也正是他的願望，他便產生了某種衝突。在他覺得自己好像仍然是青少年晚期的那個他時，他較快樂些，而且他完全不知道這些存在他心理上的意向、喜好或其運作歷程。

這位精神科醫師想知道這樣的衝突原因何在？但在她詳細詢問此男性童年時的生活以及他與其原生家庭家人的關係之後，可採用的資訊並不那麼容易就可得到，也沒有徵兆顯示患者在自我尊嚴的調節上（self-esteem regulation）有困難——有關自我尊嚴的調節是可以用來進一步解釋病患臨床上的現象。當然這位精神科醫師知道那些在自體（the self）發展與自我尊嚴的維持上有問題的患者通常缺乏一種能夠依自己的感覺與需要，以完整一個人的角度來看其他人的能力，而且她也清楚這樣的患者與人之間的關係經常藉由其可以相當膚淺地滿足他們自己的需求來維持住自我尊嚴。此病患雖然有一些關於他與其女友相處的資料，但對上述所闡述過的問題相關的資料仍不夠齊全而無法作說明，因此這位精神科醫師認為如從自體心理學觀點來看，所有的事可能都不好，但我們卻找不到決定性的原因。如果從病患的客體世界的觀點來看，也可能是所有的事都不對勁，而相同地我們也無法得到最後的結論。此病患確實很詳細地在描述很多人在他心中主觀的印象，

但針對這些描述來看，其確實缺乏描述的深度，但到底缺乏深度的程度有多少，是很難去表明限定的，最後導致沒有任何跡象可以說明是否病患有伊底帕斯情結過度被抑制的現象，或者是缺乏建立與維持人際關係的能力。

　　此位作評估的精神科醫師對病患處於上述的情況下，實在很難去斷定深度的談話式心理治療對病患而言是否在將來亦是不需要的，或在未來也沒有任何的幫助，然而就現在病患這樣的情況，實不宜建議去做心理動力式心理治療。其原因是他現在主要抱怨仍以症狀為主，缺乏一種長期煎熬難受且複雜的心理苦痛的病史。其呈現出一種相當表面化、未深度涉入的人格型態以及他明顯缺乏內省性（introspection）與細心謹慎地觀看自我內在心靈的動機。所以現在最審慎的建議是施行支持性心理治療（supportive psychotherapy），同時配合服藥的控制，而施行此種心理治療的精神科醫師最好是受過良好的心理動力式支持性心理治療的訓練，如此才能夠在此位病患往後想更進一步地深入檢視他的問題時能得心應手。

　　此位病患再被轉介回那位年輕的一般精神科醫師，資深的那位醫師建議可以每兩星期做一次完整的四十五分鐘心理治療，年輕的醫師接受此建議，而服藥的問題會被討論，同時也將討論病患對他自己的狀況與生活方面有何感覺。更進一步的建議是每個月或每兩個月，年輕醫師可向資深醫師諮詢討論病患的問題，並再思索考量一下這種可能性──即是病患仍持續有藥物方面的抱怨，可能是病患想要有更深入的談話式心理治療的一項徵兆，此項建議也被完全接受。那位病患便開始規律地與年輕的精神科醫師

47

會談，而年輕的醫師也固定向資深醫師諮詢討論。

心理動力式傾聽在心理動力式心理治療的場景下之運用

一位三十好幾的單身男性被轉介一位專長於心理動力式心理治療的精神科醫師做深度的心理動力式心理治療。這位病患是位受過良好訓練的教師，從未結過婚，他說他是被收養的，他養父在他七歲大時離開了家，而他的養母曾試著去符合他的需要以及想好好地栽培他，但她失敗了，原因是養母她自己的無能感，她不曉得要教他什麼，且養母本身一直依存著他，以及養母會讓他透不過氣來……等等這些因素所導致。他表示他長期地不快樂、經常對他自己的成就不滿意，及無法形成持久性的關係。而與女人的關係對他來說是特別地困擾，他覺得非常寂寞，引領企盼著羅曼史的到來。

48

在數次評估會談之後，此位精神科醫師認為這位有內省性（introspective）、長期不快樂的男子在許多方面都有問題存在。他表明願望（wishes）的能力實際上是缺乏的，而且在伴隨著抑制作用（inhibitions）之下，他採用了很多防衛作用在抵抗他對自己的攻擊力量的覺察。這位精神科醫師便假設此位病患的人格型態是那些雖是潛意識中但力量非常強大的攻擊願望（aggressive wishes）所導致的結果。而這些攻擊願望的對象是指向此病患想像中曾放棄他

的原生雙親、幼時曾放棄他的養父，以及他那位無能的養母。此醫師也覺得正是因為有這麼多的「放棄」與如此失敗的親職撫育，這個男子始終害怕本身會被拒絕，因此在所有與人之間的關係中他都保持著距離。這樣的現象都反映在他所詳述的這些年與他有關聯的人交往的情形之中。他從來都沒有親密知心的友情、愛情，甚至與他一起工作的同事中也沒有一個與他較有來往、較有話說的人，他對自己的感覺一向是脆弱、不堪一擊的，而且他不顧他在學業上一直都很順利以讓他成為一位專業的教師這樣的事實。他仍然預期他在專業領域中是不會成功的，也經常想著被拒絕的宿命，縱使他感到他與別人是那麼地疏離，但真的有證據顯示，他的同事們一直珍惜著與他來往的機會。

這位精神科醫師對此男子具有二股強大力量的現象印象深刻：他的理智（intellect）與他的內省能力（capacity for introspection）。病患本身深深陷入在心理苦痛之中且真的想要獲得幫助，而其又同時具有那麼強大的兩股力量在作用著這樣的現象，此位精神科醫師便認為應該是試試做心理動力式心理治療的時候了。這位精神科醫師知道在心理治療中，此位男子易有的病態傾向就是會顯現出移情作用：醫師預期這位病患仍保持疏離與不信任的狀態，最後在他們的關係變得較親近而讓他好像受到威脅時，病患就有想逃離開治療的念頭。醫師也了解此男子為何具有那兩股強大力量的理由是不甚清楚的：即為什麼他是如此地理智化與內省性？在治療開始的時候，如能回答這問題將是很有幫助的，因為有了那樣的病識感（insight）之後，病患的能力可能就會增加以便可以形成良好的預後。儘管所有

49

的狀況都不是很清楚，但此位病患的兩股力量很顯然地是存在的，因此向他建議接受此種心理治療是需要的，而病患也同意接受。

　　治療幾乎在一開始就受到挫敗了。病患嚴酷地抱怨這位精神科醫師並沒有盡心地在幫忙他。他逐漸出現一些身心症的症狀：腹痛、頭痛及背痛，並覺得這些症狀沒有一項在此種談話式的心理治療會談中獲得改善，他們每個星期見面三次，每次會談五十分鐘。此位病患很快地就表示他將會退出這毫無價值的治療。就精神科醫師這部分，他在每次會談都非常擔心，他發現自己希望病患不要再出現、病患就此退出好了，但因為他是一位受過良好訓練的心理動力式心理治療師，所以他知道他應該把這種在治療中強烈的、共同的早期經驗視為是病患在這個諮詢室裡費心力再創造出他個人的心理世界，及想去傳達一些他所對待治療師的，是怎樣的一個世界的訊息所造成的結果。治療師清楚病患對他的感覺是什麼，應該以移情作用的觀點來檢視，同時他對病患所感覺到的應該被視為一項反移情作用的例子──反移情為一組感覺的思考意向，其會讓治療師知曉到病患的生活經驗到底是怎樣的（請參看第八章及第九章）。

　　因為這位精神科醫師了解此位病患已在他們關係中創造了類似他的世界的版本，所以他也明白為了共同協助此治療能順利進行，治療師在心理治療期間必須向此病患說明一些可能會發生或進行的事情是什麼⑤⑥⑦。這位精神科醫師了解那種他確信他知悉病患實際上發生了什麼事，會被這位思考謹慎周密的病患視為很荒唐、不可能的現象，

50

不過醫師希望這種要追求事實的真誠努力，不該被視為是可笑的，所以他向病患說明：「你曾被放棄且失望過如此多次，而在年輕時你便深深害怕著要以信任、以希望他人能對你保持忠誠，及當你需要他們時他們會在旁邊的這種心態來與他人交往。」治療師也解釋說因為這些經驗是發生在病患的語言發展不甚成熟之時，所以病患經常以其身體來表達自己，這就是為什麼病患會有那麼多身心症症狀的抱怨，同時也可解釋為什麼他覺得在這種談話式心理治療中無法立即發揮作用而減輕這些症狀之時，他會如此深感失望。這病患所經驗到的治療關係正如他曾經驗到的那種關係一樣，此種關係是在他已經被放棄的幼年時期所曾經擁有過的——事實上，他已放棄了這治療的希望。

精神科醫師繼續指出這位男子非常有動機去接受治療，而且精神科醫師可能覺得他早些呈現出他自己——呈現他在此諮詢室中他的世界是如何構設的——是一種有創造力的、潛意識所激發的努力，努力去向他的心理治療師傳達他的世界曾經是怎樣的、現在是怎樣的，及所有的一切等等。精神科醫師進一步提出此位病患已對他產生移情作用，而有了害怕被放棄的感覺，而且病患確信當他需要幫助時，他是無法得到協助的。此位精神科醫師更進一步陳述此病患經由他對待精神科醫師的那種嚴酷方式，讓精神科醫師也有一種無望感，以藉此去傳遞給醫師他是感到多麼地無望的訊息。

51　　　這位精神科醫師繼續述說此位病患很快且激烈地發展出這些感覺（feelings）是因為他是如此地害怕失望。醫師接著強調這是很重要的：兩人共有一種心靈交會的機會，

好去發展出能夠處理如此強烈關係的方法，而此方法對病患是有幫助的。此醫師也向病患說明他對什麼是移情作用的看法：移情作用是一種在潛意識中不自覺就被激發起來的作用方式，所有的人們都可能具有這種作用，而這種移情作用可讓人們決定在所處的世界中方向為何？而且利用可憶起的或被壓抑過的過去經驗來編造出現在的經驗。

　　這一切的作法都對病患產生了意義，並且強化了精神科醫師的看法：他們是在正確的方向上。此精神科醫師認定在治療中藉由心理動力式的傾聽，他已經能夠發展出有關在他們的關係中病患的願望、害怕與防衛的假說，以及有關在移情作用下精神科醫師在病患心理內的形象是如何表徵出來的假說。精神科醫師也知曉此病患對自體（self）的感覺是很脆弱、不堪一擊的，此讓精神科醫師一定得隨時保持警覺，一有此狀況便要能夠快速的反應，以免當病患的痛苦變得不堪忍受時，他就放棄此治療。最後，他知道他與他的病患需要謹記在心的是：當病患經驗到某些心靈的狀態時一定要述說出來，這是很重要的。按前述一些原則反覆地練習，可強化治療師與病患的關係會持續下去，以及此病患不會被放棄的現實狀態。這種已展開施行的策略將去探究有關病患將他的治療師經驗成可能會放棄他的人物形象這樣的現象，從策略運用的觀點來看，需立刻決定去執行下面的手法——切勿讓那些害怕生成，於是害怕便與那對他人已有較多信心的病患從此無關了！這位精神科醫師明白在此種心理動力式心理治療的情境下，對此位病患最佳形式的信心保證就是：積極地預期與隨時檢視他的病患體驗出他們的關係是如何地脆弱的那種經驗。 *52*

此治療一直持續了四年，而當這位病患有進步及對他自己的了解逐漸增加時，他就愈來愈能夠忍受他那種強烈的移情作用所造成的那種被放棄的害怕感受。在他治療成功的最後期間，當他想起他早期充滿失望的生活，其影響是多麼地深遠而且是那麼地不可避免時，他已能提醒自己曾有過此現象；那時，他訂婚了並且逐漸擁有與朋友及同事能親密交往的能力。此外，他漸漸有能力去忍受跟那些已和他變得親密的人，發生暫時分離及爭論的情況——那些人包括他未來的妻子——而不需要真的分開。有關他可經驗到他自己的害怕以及維持著生活總是會繼續下去的觀念的能力已被大大地增強了。再者，他已不再覺得有被放棄的害怕感受，這種害怕的影響曾經是如此地深遠，而且在接受心理動力式心理治療之前，此正是他生活經驗的特徵，但我們現在看起來是如此地不合理。

病患最近能處於平衡狀態的一項重要因素是：他有能力去確信他自己的一切，而這正闡釋著心理動力式心理治療的一項重要真理：這不是魔法造成的。對大部分病患來說，他們已能應付是因為在這種心理動力式心理治療的情境下，病患已學習到如何心理動力式地傾聽他自己、也學會更完整地思考自己的一切、能以更多的角度來衡鑑他所經驗到的是什麼，以及學習到可以為自己準備好他的經驗的各種闡釋，而這些闡釋是需要的，以便可維持某種心理平衡的狀態。

■ 參考文獻

① Chessick RD: The Technique and Practice of Listening in Intensive Psychotherapy. Northvale, NJ, Jason Aronson, 1989.
② Detrick DW, Detrick SP: Self Psychology: Comparisons and Contrasts. Hillsdale, NJ, Analytic Press, 1989.
③ Pine F: The four psychologies of psychoanalysis and their place in clinical work. J Am Psychoanal Assoc 36:571–596, 1988.
④ Pulver SE: The eclectic analyst, or the many roads to insight and change. J Am Psychoanal Assoc 41:339–357, 1993.
⑤ Gardner MR: Self Inquiry. Hillsdale, NJ, Analytic Press, 1989.
⑥ Jacobs TJ: The Use of the Self: Countertransference and Communication in the Analytic Situation. Madison, CT, International Universities Press, 1991.
⑦ Sonnenberg SM: The analyst's self-analysis and its impact on clinical work: a comment on the sources and importance of personal insights. J Am Psychoanal Assoc 39:687–704, 1991.

■ 建議書目

McLaughlin JT: Work with patients and the experience of self-analysis, in Self-Analysis: Critical Inquiries, Personal Visions. Edited by Barron JW. Hillsdale, NJ, Analytic Press, 1993, pp 63–81.
Smith HF: Engagements in analysis and their use in self-analysis, in Self-Analysis: Critical Inquiries, Personal Visions. Edited by Barron JW. Hillsdale, NJ, Analytic Press, 1993, pp 83–110.

Sandler, J., Dare, C., & Holder, A. (1973). *The ...*

Sandler, J., & Dreher, A. U. (1996). *What do psychoanalysts want? The problem of aims in psychoanalytic therapy.* London: Routledge. (中文版由...)

...

Sandler, J. (1976). Countertransference and role-responsiveness. *International Review of Psychoanalysis*, 3, 43–47.

心理動力式心理治療簡明手冊

5

病患的評估 III

心理動力式評估

PATIENT EVALUATION, III:
PSYCHODYNAMIC EVALUATION

心理動力式評估使用訊問（inquiry）與心理動力式傾聽 *55*
（psychodynamic listening）來對病患的主訴、目前病症的
病史、過去內外科和精神科疾病病史，及家族史形成一整體性
的了解，此種評估包括下列各項：

- 精神狀態檢查的表現。
- 重要的生活事件在心理層面內發展的歷史是如何構成。
- 針對創傷與發展的缺陷兩者在塑造個人心理構造時所扮
  演的角色來作評估。
- 預測在個別心理動力式心理治療中醫病互動的性質。做
  醫病互動的衡鑑（assessment）時要考慮兩點：(1)病患的
  資產（有價值的東西）與負債（病態的意向、行為），
  以及它們如何影響著移情－反移情的情境；(2)在醫病共
  為一體的互動關係中，他們能夠在治療的考量下使用此

互動關係的能力。

・針對病患有無能力去觀察他（她）自己心靈的運作以及他行為的意涵來作衡鑑——特別是重要的行為，其意涵為何。

56　　此種評估需檢視病患所使用的有意識或潛意識的隱喻（metaphors）與象徵（symbols），以及有關於針對藉由探究這些象徵以至於病患所說的可以多重層面地被了解這部分，病患對這部分所能了解的能力。相同地，病患的夢境也是需要考慮進去的，同時也需檢視病患在考慮以夢境作為了解自己的心理如何運作的工具這方面的能力。另外，要從可能會限制病患去接受心理動力式心理治療的能力的自我傷害傾向（self-destructive tendencies），以及要從關於可建設性地延宕滿足感受與處理攻擊感覺的能力，來通盤透視病患生涯歷史中的行為型態。兒童時期的經驗也是需注意的焦點；要追蹤探索從兒童時期到現今時期病患的適應能力如何。早期的記憶需做一番探究，以了解病患以自動化形式去運作的能力，及在了解病患努力達成其目標與慾望的實現這方面的能力是怎樣的情形。

　　此類評估的結果是一種針對病患從他主觀的角度上得來的過去，與現在經驗做評估所獲得的心理動力式了解。這種心理動力式的病患形成通則（psychodynamic formulation）①②可從四種心理動力學觀點（感覺、願望；防衛機轉、認知形式；自尊的調節；人際關係）——並且在跨越病患各式生活的循環之下，來看病患過去與現在之經驗而得到一整體性的了解。此形成通則也可預測可能的醫病互動方式，及病患防衛機制與人際互動的形式。

心理動力式評估的資料便是病患的生涯歷史及其與臨床工作者互動的情形③，病患問題的引發因素以及其尋求幫助的原因正可提供一扇特別有助益的窗口，藉以一窺活躍在潛意識裡的衝突，及了解病患在兒童時期尚未解決而現在仍然影響著成人行為的問題型態為何（表 5-1）。詳細探究疾病發病時的狀況對於了解在心理動力學觀點上病患問題的形成機制為何是很重要的。例如某位病患一直以表示胸痛來呈現他實際上是有焦慮症狀，此胸痛是他在電影院裡見到有一男子心臟病發之後不 57久便開始有此現象；另一病患是在他被拔擢晉昇之後不久便開始憂鬱症狀的發作。這些症狀發作時各種狀況的形式可以提供隱藏在潛意識底下的衝突一些輪廓，藉以深入去探索它們。

表 5-1　心理動力式衡鑑綱領
57

* 去傾聽及探究疾病發作與尋求幫助的引發因素
* 去傾聽及探究從兒童時期到現在的重要事件與重要他人的歷史
* 確認過去的重要人物的形象
* 詢問最早期的記憶
* 探究任何一個頻頻發生或最近的夢境以及它發生時的前後情境
* 討論病患對先前治療與之前治療師的經驗
* 觀察病患怎樣與治療師相處互動
* 給與一個試驗性的詮釋
* 邀請病患在了解的工作上共同研究探索

　　病患如何與臨床工作者相處互動的方式也可提供病患的人際關係通常會怎樣形成，及可能的移情反應等兩方面的訊息。例如一位男性病患與男性治療師會面時總是非常小心而避免去

犯錯，他請求治療師可以答應暫停兩次會談好讓他去回拜朋友的拜訪，他覺得這樣對他最好。另外一位女性病患，其治療師亦為女性，在她要離開會談室時突然問治療師鞋子在哪裡買的，接著加上一句「但它們對我而言一定是很貴的」。雖然這些互動情形的意義並非在一開始就非常清楚了，臨床工作者仍需留意它們，因這樣的互動可提供一些額外的訊息，而這些訊息一定是與病患人格特質與衝突範圍的假設性通則相契合，但新手治療師可能就跳過而不去探究這些互動情形了。然而在治療關係中太早讓病患注意到上述的註解時，病患通常會被驚嚇以至於抑制了病患初期的好奇心，及影響到其移情作用的顯

58　現。治療師通常並不需對他所看到的全都反應，更確切地說，是能聽出某個問題或是將問題改變措辭（例如，「到底哪一次會談是你喜歡的？」）。當互動的情況能被更充分地探究時，它們就會在往後的約談中重複出現。

　　病患的生涯歷史可提供目前人際關係與防衛型態形成時模仿的樣板④⑤。心理動力式治療師要去傾聽病患在發展之中所經驗到衝突的歷史由來，以及衝突經驗發生時所伴隨之重要人物的歷史由來，這些重要人物可能包括母親、父親、祖父母、姊妹、兄弟。這些衝突確保著移情作用發生的可能性，如過去景象在目前時刻恍若再現時，此移情作用便會出現在治療中。臨床工作者需搜集每位家族成員——在病患生命戲劇中的演員，以及他們怎樣被病患體驗互動的詳細資料⑥。

　　要切記，小孩五歲大時的那位父親並不必定就是小孩十五歲大時的父親，這是很重要的。父母親在他們的生活中有些事件發生時就會改變：譬如第二個、第三個、……小孩的出生，變換工作，他們自己雙親的過世等。在某個時期被視為過度壓

制的父親可能在另一時期要求需有結構規範時是很有幫助的。生涯歷史的搜集要求病患生涯中的每個重要時期歷史都應搜集齊全，例如，學齡前時期、小學時期、中學時期、提早就業時期或大學時期，及婚姻時期等。了解病患如何去經驗上述每個時期、去了解在那時期誰是重要的人們，以及去了解有何重大事件發生，如此便可確認出早期感覺與人際關係的形式為何，這些感覺與人際關係的早期形式便是現在病患生活中問題的所在。

　　詢問病患他（她）最早期的記憶經常可以揭露在病患生命中某個重要且頻頻再現的主題，同時也可藉此來衡鑑病患探究幻想（fantasy）此題材的意願及能力。相同地，要求病患講述某一最近或頻頻出現的夢境，並與病患簡短地討論一下，如此可提供有關衝突範圍形成通則的內容，且可以被用來衡鑑病患的心理性思考心靈（psychology-mindedness）如何。治療師也可以詢問病患他（她）是如何去了解某些複雜混亂的行為、也可以給與某個試驗性的詮釋，或是以詢問病患是否他（她）對 *59* 上一次會談有無任何想法的方式來展開評估性的會談。使用以上這些技巧便可開始與病患建立一種合作、共同探索的關係，並且可提供有關病患希望去了解的意願，及是否有能力去使用了解以成為改變行為的一種方式這兩方面的資訊。

　　如果病患以前曾接受過心理治療，重要的是，通常需要去了解上次心理治療的性質；病患會將先前的治療經驗帶入任何一個新的心理治療中來形成一開始時的期待。此外，了解病患與前位治療師的關係可以澄清病患怎樣去期待現在這位治療師要如何做，以及可以用來確認未來的移情作用模式到底如何。

　　心理動力式評估（psychodynamic evaluation）是一種核心

技巧，對許多精神科介入處置的方式而言它是很重要的技巧
（心理動力式心理治療的衡鑑亦是很重要的技巧），所以有良
好訓練的一般精神科醫師一定具備此種評估的能力。在醫師與
病患的心理動力式對話裡總是具有一些獨特固有的構成特性，
不管此種對話是發生在：目的只是評估的工作中、長期心理治
療中、短期心理治療中、藥物治療中或其他任何形式的介入治
療中都是如此；而發展此模式的談話技巧是成為精神科醫師經
驗中滿複雜的一部分。接下來的內容是一些心理動力式評估的
例子，提供給剛開始學習此項重要技巧的學生有臨摹、融會貫
通的機會。此種心理動力式評估的過程亦應與整體性的評估與
心理動力式傾聽的過程整合在一起考量。

　　如要做到學會所有的技巧，此可能是過分地要求了。在下
面章節中會提供某些技巧的例子，然而本章充其量只是提供關
於心理動力式評估過程簡短概要的介紹，而所有的技巧僅能靠
多年的練習方可熟練。而且在最理想的狀況下，許多這方面的
技巧的演練需在資深的心理動力式臨床工作者的監督下方可施
行。

主　訴

　　不像其他許多醫療狀況下的病患，評估一位精神科新病患
60 的主訴會牽涉到探討是什麼讓此人來求助及其在潛意識內的意
義，此是截然不同的手法，且非常不同於某人抱怨他跌倒而弄
斷骨頭，去整形外科接受骨折的治療那樣的情況。然而即使在
上述例子中這麼簡單的治療流程裡，也許有需要再陳述更清楚

些：如果一位病患一直重複因骨折而回來就診，此可能就是在傳達有關他心理狀態有些問題存在的訊息，也許是魯莽毫不介意的或是缺乏讓自己免於墜入危險狀況的判斷力。當病患去看精神科醫師時，這些表面性的訊息更需要去詳細探索與詮釋，正如下面例子所闡釋的。

一位五十歲的女性因為無法與她的二十二歲大的女兒相處而前來尋求諮詢，希望從心理衛生專家那裡得到一些建議。此位心理動力式精神科醫師在她們頭一次的會談裡，要求她的新病患告訴醫師所有她知道關於她女兒的事，以及此時她所想到的是什麼。此位女性便陳述她的女兒已搬到附近的城市──大約一百英哩外──並在那裡找到一份女侍的工作，此份工作可以支持她想成為一位優秀女演員的願望。此位病患繼續描述她女兒在一所著名大學修習戲劇並有非常傑出的表現。她了解年輕的演員經常從事較卑微的工作藉以自給自足，但她一直在意著她女兒實在不需去做那樣的工作。接著當她在述說時她開始啜泣了起來，此位精神科醫師便有了這樣的直覺：此位病患淚水的瞬間性與強度暗示著她們已對未說出的某些重要事情有了反應的狀況，因為病患強烈的情緒與她在描述她女兒時的平靜語調是無法符合的。

這位精神科醫師問她的病患是否還有其他事在她心中讓她感到如此不快樂，接著便哭出來了，她覺得她女兒離開了家讓她很傷心，現在她的巢是空的了！但她立刻說這也不是全然地不好，因為她已預備要再回到鎮上學校，重新開始她圖書館員的生涯，她甚至已上了一些圖書館內

61

工作所需的電腦操作課程，所以她的基礎知識是跟得上時代的。但她附帶地說：不管她過去的經驗多豐富，她似乎都要從最低層的工作做起，譬如說在一間小學裡擔任助理的圖書館員。在二十年前，她在地方上的中學學校圖書館以館長職等退休，而今她很失望她無法在那個她離開的學校重新開始繼續為中學生服務，協助他們如何運用圖書館資源去作研究。

這位精神科醫師指出有某種相似的情境存在病患的處境與她發現女兒的艱辛生活處境之間：能力被低估地雇用相對於從事較卑微的工作。此位病患又開始啜泣，而在接著的十五分鐘期間內她的主訴改變了：她承認她對工作的展望有深深地悲傷和怒氣。在她重新定義了她尋求諮詢的目的之後，便決定以另一新的焦點繼續去做心理動力式評估，現在醫師與病患將認定此女士的生活處境正困擾著她，以及當她試著回到職場時其所經驗到的悲傷，對這些情況尋求解除的方法是她最終的目標，然後她們便訂下一個執行計畫，去執行至少四次的評估性會談。

現在疾病病史、過去病史及家族史

繼續上面例子的探討，這位精神科醫師指出此點：這位病患採用一個象徵來描述她自己的生活處境；而這位醫師向她的病患說出此點：當她想要描述自己某些事情時她就述說她女兒的情況。此病患回答說她了解她有做這樣的事，並且也表示她可以想像得到她在很多情況下，她都這

62

樣象徵性地在表達自己的情形，她並提到她就正如一位熟
悉使用象徵符號並將此做為溝通方式的熱中解謎者那般。
這樣的情況對精神科醫師而言，在她與她的病人要繼續她
們的探究工作時其是很有價值的訊息。

在接下來的會談中，此位精神科醫師要求病患去描述
她現在心理狀況的演進過程。此病患反應說，當她的孩子
漸漸長大成人時，她曾掙扎努力去維持她內心的平靜，那
位她曾談過的女兒是她最年輕的孩子，在過去五年裡一位
較大的兒子與一位較大的女兒已陸續離開家，這三個孩子
似乎都有好的開始去進入社會，但在每個小孩都獨立自主
地走入社會時，她就發覺到她有種失落的感受及一種無法
完全了解的悲傷。此位精神科醫師想知道她是否有能力去
述說她的悲傷，而這位病患反應道：經由這些年來，她已
知曉為了她的小孩，她是快樂的，她也為他們感到驕傲，
同時對她能完成撫養他們的任務更是引以為傲，然而她發
現自己失去了他們。這位精神科醫師自己想知道是否這位
病患實際上已達臨床性的憂鬱現象，但在訊問有關憂鬱症
各種不同症狀的過程中，此精神科醫師確定這位病患並不
是憂鬱而且也不會去自殺。事實上，精神科醫師也確定這
位病患能控制她的憤怒及有效地處理其他形式的攻擊行為：
她先前描述對工作狀況的怒氣，而現在對小孩是否常跟她
聯絡這種事已較不在意，甚至能夠描述她對她小孩的憤怒。
因此依心理動力的動機來看，這位病患似乎並不是一個會
受心理動力作用而傾向於將憤怒轉向自己而變得憂鬱或做
出自我傷害行為的人。

對目前疾病再進一步的探究可再確認病患有關她的主

63

要抱怨確實是針對她被雇用的情形所造成的悲傷與憤怒，而她跟小孩的關係是放在這樣的景象中：在過去二十年中，她撫養他們而沒有外出工作，她從他們的成就中獲得許多滿足並且一直都很快樂。這段時間確實是她生命中最快樂的時刻，因為她享受到作為母親的樂趣、總是被稱讚這麼幸福能擁有三位有天份的小孩，而且她也感到那股在以前常常困擾著她、催促著她要有所成就的壓力已被解除了。再者，她三十歲時，丈夫曾一直鼓勵她去做一位全職的母親，決定之後，她與她丈夫的關係就愈來愈親密、愈契合。所以此位精神科醫師開始去提出一項假設：這位病患的困難是與其自我的成就感——她自己的自尊感受——有關，當她再開始去催促自己要有所成就時，她對其失望的感覺有過度的敏感反應，此導致她非常不快樂，這位精神科醫師針對此所做的訊問進一步導致焦點集中於病患的家族史上。

這位病患描述她的原生家庭是具有高實得地位的家庭：她的兩位姊姊在許多方面都非常傑出，她的父母也都是非常受人尊敬的專業人士，她的父母會在她們做得好的時候傾注許多讚美在她們三姊妹身上，但不幸地在她們做不好時，批評指責是非常嚴厲的。而此位病患在成長中總是感到害怕讓她的父母失望，及害怕那種父母的讚美隨時會被取回的感受。現在她向精神科醫師敘述一個重複做的夢境，此夢境自從她青少年時期就已開始重複出現到現在：她是在學校裡，即將參加某一門課的考試，但她知道她整學期都沒有上過這門課，所以一定會不及格，在夢中她感到很挫敗，也因為她的老師整學年期間並沒有特別幫她忙

64

而覺得生氣，同時也對自己失望。此位精神科醫師詢問她對這個夢境有何想法，病患答道：她覺得這個夢在表示她不僅害怕失敗，而且當她不成功時，她馬上覺得自己怎麼那麼差勁，同時對她的父母也感到很生氣，因為她怪他們在她成長時怎麼不多多鼓勵她呢！從這討論當中，這位精神科醫師知道此病患能夠參與夢境的解析，也知曉她已覺察到她對其父母的憤怒與她能夠去處理自己的心理狀態，同時也了解有關她自尊的問題是從她兒童時期就已開始在她心理的某個面相組織形成了。

在此刻，有關此病患問題的資訊已有很多了，這位精神科醫師已能利用四種心理動力學觀點去建構出一項心理動力的呈現通則。在這個通則公式中，我們看到這位病患是被企求要有自尊的願望在支配著，並伴隨著一些防衛作用的結構，而只要在她能依賴他人去達成她的目的時，這些防衛結構便容許那種主觀上只要能合乎要求、能滿足即可的適應方法能夠存在。她並不需要把自己放在最競爭的前線上，她能讓她的小孩為她達成某些目的，而她便能從認同他們而得到心理上的滿足與平靜，但是她小孩的離開導致她以前那種一直需要想辦法來支撐住她自己仍存在的感受的現象再度出現，而此現象正是缺乏曾經能夠堅忍不拔的生活記憶，及那些總是能夠幫助她對自己感到不錯的非制約性雙親的讚賞、鼓勵這方面的記憶所導致的。

當然，此通則公式在描述過病患自尊的狀態、願望及防衛之後，也會去勾勒出病患在客體關係方面的景象。在那時，這位精神科醫師相信她對病患已有了良好的初步了解，以及相信此病患有心理上的需求（指病患有一長期存

65

在著的問題，此問題可反映出病患基本的人格結構）和資產（指的是病患具有某種能從事自我探究式對話的能力）——這些需求與資產正是病患是否能接受個別心理動力式心理治療療程的條件。另外，此位精神科醫師想要以試驗性的方式來衡鑑病患在移情—反移情狀態開展時，其自我觀察的能力是怎樣能繼續維持著？

　　為了執行上述最後的探索工作，在第五次及最後的（第六次）評估性會談中，精神科醫師詢問病患是如何去感受他們前四次會談中的內容。病患在這裡談到有時因為她沒有足夠的知覺敏銳度以致無法感知到自己，而使她覺得已讓精神科醫師感到厭煩，此位精神科醫師提示這就是一個有關病患在與他人產生關聯時經驗到自己的獨特方式，如何找到途徑在此諮詢室裡呈現出來的例子。精神科醫師又說從她得知病患生涯歷史的內容裡，她相信病患在她的一些重要人際關係中經常有低自尊的感覺，此病患也承認了。而這位精神科醫師現在向她說明在心理動力式心理治療中那些剛剛才發生過的事情、感覺，對此治療工作是很重要的：當那種獨特的感覺在病患與醫師間的關係中被經驗到時，這樣是被認為這些感覺是過去重要人際關係中的感覺在此再一次地上演著，同時也被認為如果在一種逼真彷若歷歷在目的情境下，即使在這些感覺才剛被感受到，它們也是可被探究與了解的。經過這樣的闡述，病患可以去理解，此對她而言是很有意義的，而這位精神科醫師現在覺得她可建議病患接受心理動力式心理治療這樣的療程，並預期這樣對病患是很有幫助的。病患同意接受此建議，她們就展開這持續三年、每週二次、滿成功的心理治療療程。

在上一個例子中，一位女士前來尋求幫助而被評估是一位
適合做心理動力式治療的病患，在下面的例子中，你可看到一
位男士已做了超過一年、每週一次的心理治療，但他的症狀一
直都未緩解。

　　這位病患是一位三十出頭的男士，因有多種的害怕
（fears）：害怕人群、害怕過橋、害怕坐飛機旅行、害怕
在車陣中開車、害怕坐電梯等，所以他已開始接受治療。
這些症狀從兒童時期開始，或多或少、程度輕微地就存在
著，但最近幾年卻惡化加重了，並且老是覺得焦慮情況一
直增強，雖沒有急性的焦慮發作現象，但是有一種強迫性
儀式會在他感到焦慮時便覺得要被迫去做這樣的儀式行為，
包括洗手、在開車之前必須小便（不管要開車的路程距離
有多短或離他上次小便的時間有多近），以及在他家前面
的髒馬路上一定要撿幾顆小石子──否則會害怕如果他沒
撿的話，其中的一顆就有可能在車子駛過壓到時彈飛起來，
而由某一扇開著的車窗飛進車子裡因而傷到某人。

　　這位病患已接受過精神科的評估而且已轉介做認知─
行為治療，但還沒有發揮效用，在幾個月後，當某一 BZD
藥物劑量被增加時，似乎依然沒有緩解效果，最後此位病
患便向一位受過良好的心理動力式評估訓練的精神科醫師
求助，而由此醫師做一次再評估的工作。

這五次一系列的會談著重在呈現出病患的主訴、現在疾病的病史、過去的病史以及家族史。這位病患說道當他大約七歲的時候，他第一次經驗到強迫症的症狀及焦慮現象，他非常害怕去上學以及非常害怕在人行道上踩到地磚的裂痕，那些症狀一直維持了數年但它們自己就逐漸減弱了，縱使還遺留一些上述已較輕微的畏懼症狀。而目前主訴是開始在幾年以前，但此病患起初不能確認出引發的事件為何。

這位精神科醫師詢問此病患在那時家裡是否有任何事發生？病患立刻驚覺在那時確有一些事情發生，他的父親病倒了，父親的背部病痛開始困擾著他，之後接受背部手術，手術還算成功。而那時他的母親總是非常焦慮，變得非常容易受驚，經常向病患尋求幫助，而他也能夠提供某種形式的安心效果。此位精神科醫師接著訊問病患的家庭——他家庭目前的結構及過去的歷史——以及有關病患兒童時期與發展的歷史。病患首先評論道以前沒有一個人曾問過他這方面的事情，他覺得或許這非常重要，接下來病患所陳述的著實讓這位精神科醫師吃了一驚，這首先可能是因為先前都沒有要求他著重此主題來討論，另一方面可能是因為他那種對主題討論的方式導致醫師很驚訝。

這位病患說道他是家裡唯一的小孩，他最近搬離開家是因為他在一家大型的不動產開發暨經營公司工作，工作表現得不錯，他現在跟以前一樣仍然與父母親關係親密，並且可以在星期天晚上與其父母共享晚餐時刻。他有一個女朋友並計畫要訂婚，他的父母親也非常喜歡她。他的雙親與他的外祖父母在他快出生前從亞洲移民過來並且同住

在一起，且成功地經營一連鎖性的零售事業。當他出生時，每個人傾注許多情感在他身上，他曾被告知、甚至他還記得在他五歲的生日宴會時，他是眾人注目的焦點。此位精神科醫師要求他說出他最早期的記憶，而他陳述他最早期鮮明的記憶是在那次宴會前不久，他的外祖母生了急病以及一台救護車到來把外祖母接送去醫院的景象。

然後這位病患就自發地陳述著他的外祖母在那之後的幾年間就一直病著，首先是心臟的問題，然後又有某型的淋巴癌，在這段時間他的母親非常焦慮，而他又補充說，但似乎沒帶太多感覺地說：或許這段時期對他而言並不是快樂的時光吧！另外也因為他那個已被（外祖母）佔有的母親（his preoccupied mother）漸漸變得較少能讓他跟以前一樣隨手可得。精神科醫師請他解釋他那個已被佔有的母親意指什麼？他說明他母親非常摯愛著他外祖母，隨時都在擔心著她，並盡全心地在家親自照顧她。

接著此病患說道，在他生命中的那段時間裡有某些重要的事情在他的心裡似乎還有點記憶，但要他盡量想這些事時，他有點遲疑，也或者他會相信那些事是非常重要的，那是因為他「真的」有一段很棒很快樂的童年。他的父母是如此不辭辛勞地打拼並對他全心全意地照顧，所以他覺得也許他應該談談它：當他七歲時的某一天，他從學校回到家裡，他的父母與外祖父正在工作，他的外祖母——雖然生病著但還算穩定——在他下校車時已在那等他，並且給他牛奶和餅乾吃，她做完這些事後便回房間而留在裡面。大約半小時過後，他叫喚著她，但她沒回應，在叫了好幾次之後，也一樣都沒回應，他便從桌前起身跑去找她，他

發現她倒在房間內，他回想起他無法將她喚醒，他變得非常驚恐，然後跑出房子尋求協助，結果他在鄰居家裡找到爸媽，他們立刻跑回家中，然後再次地同樣是一輛救護車帶著他的外祖母到醫院去，這次外祖母就沒有再回來，幾個星期後她就過世了。在回想時，此病患述說他的母親在那之後就變得非常不快樂，悲歎了好長一段時間，他「猜想」那時他就得了學校畏懼症，以及他那種極不願在人行道上踩踏到地磚裂痕的症狀。

之後他就有了他所謂的「古怪的」想法，就像一種兒童時期的押韻詞一樣，此一直存在他心中：「踩到地磚的裂痕，弄斷你母親的背」。這位精神科醫師詢問這對他而言是意指著什麼？病患說不出個所以然來，此位醫師想知道是否病患現在在潛意識裡正害怕著將會知道有關他自己的一些事實：他是如此地害怕去上學，然後回家時就必須走在人行道上而會踩到裂痕，這是因為在他意識層面的害怕底下，是那種潛意識層面的害怕——害怕他想要去傷害他的母親，這是可能的。這位精神科醫師又說因為縱使他成長於一個充滿愛與奉獻的家庭裡，在那時他可能並不覺得快樂，或許他也覺得相當生氣。此病患表示他從未想到此，但覺得滿有意思的；事實上，他相信可能他總是會認為他應該為外祖母的跌倒負一些責任，甚至可能需為她的死負點責任，儘管他現在知道這是不合乎情理的。然後他再補充說，如果他覺得是該為那事負責任時，他認為也應該為母親在外祖母死後那種長期持續的不快樂現象來負責，但「為何要生氣？」讓他覺得滿詫異的！

針對這樣的疑問，此位精神科醫師反而提出自己的問

題：「你能推測想像為什麼你可能在那時對你的母親生氣呢？」這位病患回答説他與外祖母非常親近，他對於外祖母倒在地上，而自己無法幫助她感到非常煩亂，他又説他沒有機會對任何人述説他的煩亂，此種心情縈繞在他心中好幾年。這位精神科醫師便提出此可能是一種理由可以讓他對母親生氣：他期望能跟母親談他的那些感受，但此期望是得不到的，在這點上，此病患指出或許那就是為什麼他在七歲時發展出學校畏懼症的症狀以及害怕踩到裂痕的現象：他不想離開她母親身邊一步，這樣做對他是有意義的，正如他外祖母倒下時，他可以留在她身邊一樣。而他對母親這麼生氣是為了他覺得他需要陪在母親身邊，來保護她免於遭受一些他害怕的但又是其所希望的懲罰，他也持續希望她能開始傾聽他。

接著此病患指出他總是覺得對家中的每位成員都有一種責任感，而且覺得他現在的症狀可能跟類似他小時候有那些症狀時的情境有關。現在──正如那時候一樣──有一位家族成員生病了，而他的母親非常煩亂，或許他又開始覺得生氣，因為當他父親生病時，他也很擔心，但他同樣地無法從他母親那得到支持，而只能被指望給他母親支持。他表示他的症狀可能是一些象徵性的方式在表達著他需要去控制住他對母親的憤怒──需要去保護她免於一種潛意識願望會應驗在她身上，此潛意識願望指的是因母親沒照料好他，於是他非看到她受處罰的願望──縱使現在已是成人而以現實世界的角度來看，那些需要是幾乎完全不需存在的，但此位病患現在仍是如此。

在此時，這位精神科醫師相信他已知悉有關他的病患

非常多的疾病資訊，這位年輕男子能夠以心理學的角度來思考，所以他能從他情緒上的苦痛向後追溯思考以及能夠檢視他生涯歷史中的各種情境是以什麼方式去製造出其精神疾病的生成基礎，他也能察知象徵性手法在產生其症狀時的角色是怎樣運作的。同樣地，他能重視那種牽涉到他外祖母的疾病與她的過世，以及他母親對這些事的反應情形等一系列特定性創傷事件的角色，而這些特定的創傷事件可能會塑造成病患的人格特質，並且可能是造成他現在對他家中某人的疾病有類似反應的原因。此醫師了解在病患目前生活中，那些大部分在潛意識裡的攻擊願望與衝動的角色為何，也了解病患需要運用防衛機轉去預防那些願望會浮現出來而被意識所感知到。非常明顯地，此病患有一種非常穩固的自我感受而且有能力調節他的自尊，這位精神科醫師認為這是很重要的因素，它讓這位病患有能力在觀察他自己這方面做得那麼好。此外，精神科醫師相信此病患具有高度發展的人際交往能力，他可以與周遭的人們相處得不錯，同時也有能力去發展「反映著那些人際關係」的內在心理結構；他也有極佳的調適能力，儘管此病患在認知他自己的攻擊感覺上有困難。所有的這些現象同時讓此精神科醫師相信：此男子將能檢視在移情關係中顯現出來的東西，他會自我推測這移情作用可能會以「他覺得此醫師並沒有在傾聽他的感覺」這樣的形式來呈現，此正如他母親沒有傾聽他一樣。然而此醫師並沒有與這位病患分享這感覺，因為這位精神科醫師擔心有了暗示後，就會製造出一種過度聚焦性的移情結構，而此種移情現象可能相反地從沒出現過。

這位醫師向病患說明他的發現以及建議他是能夠從心理動力式治療中獲益的，而且治療也能以不同的方向來進行。治療的目標由病患決定，假如他覺得他在控制其生氣感覺上的困難已充分地瀰漫著時，他可能就需要更深度的治療——每星期可能要更多次會談——以便讓病患在生活中變得較少壓抑而更活躍。如果病患覺得上述這種困難相對地並不那麼麻煩時，他可以試試較短期、頻率較少、較不那麼深層的治療方向。此病患選擇嘗試一星期一次的心理動力式心理治療，並在一年後成功地結案。

72

🌀 發展上的缺陷

　　目前為止所提到的兩位病患，在評估過程中發現他們都滿適合做心理動力式心理治療，而且對兩位病患而言，治療的方式都顯示是很有幫助的，但並非所有的病患都會如此，正如下面要闡述的例子：

　　一位四十幾歲的男子前來做評估，他獨自一人住，抱怨著他從事業務銷售的工作一點也不符合也無法反映出他的教育程度，他覺得滿悲傷的，感到生活好像困住了。此位精神科醫師提議他們需會談幾次來施作較深度廣泛的評估，結果所顯現的資訊有：他是二個小孩中的老么，他較年長的姊姊在他高中時就離開家前往大學就讀，在那裡她遇到了她的丈夫，從此她就沒再搬回家住了，現在她擁有成功的專業生涯事業以及一個她自己的家庭；相反地，這

位病患在大學時仍住在家中，過著一種沒有朋友與沒有約會的生活，大部分時間他都孤獨度日。

　　這位精神科醫師嘗試去了解病患兒童時期是怎樣的一個情況，而他得知病患總是覺得自己在社交上滿笨拙的且總是花很多時間在他母親身旁，此精神科醫師想知道這病患為何會這樣？病患陳述他真的不知道為什麼，但他似乎覺得他和母親都認為那樣很好。他再說在他與母親相伴的早期記憶裡，他並不覺得特別大膽偉大，不過至少比他在其他小孩之間會感到害羞的情形要好的些，他在學校學習得很好但總是較喜歡在放學後直奔回家。他再補充他父母的關係滿親密的，而他覺得他與雙親的親近程度還算適中。在他完成學業後他有了自己的公寓，他父母也鼓勵他這麼做。幾年以前，他父母退休而遷居到這國家的另一地區，此病患也想搬到那裡去，但他在那沒辦法找到工作，所以他就決定暫時按兵不動，他現在的生活就是工作、看電視以及偶爾看場電影。

　　此位精神科醫師感觸到這位病患的生活是如此地空虛、枯躁乏味，但又自我滿足，這樣並不能說其有急性憂鬱症狀。醫師也覺得病患缺乏想像能力——他沒有能力去藉由象徵符號的方式來思考他的存在，而這種象徵符號的方式指的是要病患觀看他的生活型態時，能看到正反映出過去舊有的生活型態在目前時刻中以類似象徵符號的方式正在重現著的現象。事實上，此位病患思考每件事的方式都非常的具體、固化而且不知變通，他在觀看想像他過去的記憶時是以簡單的描述方法來呈現他一生孤獨的情景，他相信此孤獨情景是他唯一的選擇。即使夢被逐字地完全

陳述出來也是同樣結果：一個他獨自一人的夢境被描述成一種他不快樂狀態的映像，但對於在孤獨情景的背後，可能含有一些希望能維持那樣情景的願望，或一些對抗那種期望與人有所接觸的衝突感受。這些對病患而言都沒有任何概念或想法，他說他如果能住在離他母親現在住的地方很近的話他可能會快樂些，但他不能看到（做）這樣的搬遷是因為在母親住的地方工作機會很少，他似乎不會想到或許他甚至是心懷著一種隱密的意向——是更喜歡不去與他母親連絡。

這位精神科醫師結論道，那些他正在觀看病患所獲得的景象是可在此男子的發展經驗中翻尋得到的，而或許此發展經驗大部分是由其體質上的因素來決定的。此病患在發展一些生存技巧時是失敗了，這對他的影響滿深遠的，這些技巧包括社會化、自治能力、表明願望及實現願望的能力、與人交往的能力，以及去訂出有關自我的界限使其清楚而能感受到自己存在著的能力等。此醫師推斷這位病患有一種嚴重的發展缺陷（developmental defect），但這位醫師想盡他所能地給他機會，此醫師確實知曉此病患有一些要改變的動機，這可以由病患肯下決心去尋求治療來看出跡象，而病患也曾順利地從大學畢業，雖然不是非常地天賦異稟或具有洞察力，但仍然相當聰明足以接受治療。

此位精神科醫師預想下面所要提的情形非常有可能發生：領悟導向的心理動式心理治療將會因為這位病患的過度具體固化性（concreteness）——即他缺乏想像能力——的阻礙，以及或許也是因為精神科醫師會覺得無聊厭煩這樣的可能性而遭受挫敗。而關於移情作用方面，如果到

74

達「移情作用已被病患具體地視為他生活中空無現象的映像」這樣的程度時，這樣的情況可能就已超過在這類評估中僅是檢視工作的範圍了。假設到達「病患可能在治療中感到有點安心，正如他與他母親在一起時一樣的感受」這樣的程度時，那病患與精神科醫師的關係就可能可用治療的角度來開發利用：這移情關係對病患而言，可能是其十分空虛的生活能夠有些許慰藉的來源。

　　在考慮所有的因素之後，這位精神科醫師以一種很友善的方式來建議他與此位病患每週見一次面，談話並觀看他們的對話會帶領他們到哪裡。於是便開始這持續十年的對話，很讓人驚訝地，這些年過去，雙方漸漸變得親近，此種程度的親近是這位精神科醫師當初沒預期到的，這病患逐漸了解他在兒童時期是很少被人了解的，也能感受到此精神科醫師試著想去徹底明白病患害羞的現象，好去幫他在與人接觸交往時能更有進展的這種心意。他現在以一種對母親懷有憤慨感覺的暫時性方式來與他母親接觸，此是因母親已無法在情緒層面上再給與他更多的支持或更能與他聯結，同時他也可能會暫時這麼想著：或許他已真的較喜歡住在離他母親較遠的地方，因為他對她有憤怒的感覺。他也知曉了在那種不知道要說什麼及不確定要如何去與他人交往的社交場合下他是多麼地恐懼，而在他利用與治療師對談的模式之後，他逐漸有了些許自信而較能夠與他人交往了。這規律性照約定的治療會談在病患有了兩段友誼之後就即將結束，這兩段友誼一個是跟一位男士，另一個是跟一位女子，此女子是他在某個星期六晚上看電影時認識的，如今他心想有一天他和他的女朋友可能會有性

75

------------------------------ 心理動力式心理治療簡明手冊

關係，而到達他真的想要如此的程度時，正好在結束此每週式治療之前他提出了這主題來討論。

這次大型長期的支持性心理治療有兩項主要的特點，一為治療過程中處處可找到對那具有強大影響力的發展缺陷所施作的心理動力式了解（psychodynamic understanding），另一項為病患與睿智善解人意的治療師所形成的一種長期性嶄新的關係可滋養出成長的潛能，這種成長的潛能處處可見。雖然這規律性的會談已不再有，但此病患每年會有幾次與治療師的見面會談，他們都知道只要他們都活著時，這樣的見面會繼續著。

結　論

在本章中有關心理動力式評估與病史探尋的三個例子已被提出闡釋了，每個例子都不同，也都有不同的結果，在這些子中，心理動力式評估的每個要項都曾被觸及討論過，但這些討論充其量只是對這相當複雜的過程作一介紹而已，這是需要強調的。只要真的有能力去執行心理動力式評估的臨床工作者就是已具備熟練的複雜技巧，此複雜技巧不僅涉及到臨床上症候群的知識、許多心理學的觀點，及人類發展的了解，還涉及到能夠具有同理心地與別人建立關係的能力，與能夠使用那樣的關係來作為衡鑑工具的能力。為了發展評估技巧的一些技 *76* 巧，此牽涉到需在資深老練的治療師監督之下接受紮實而廣泛的訓練與體驗，以及臨床工作者是否逐漸具備對自己的深度了解。

辨別察知吾人自己所擁有的心理動力狀態的過程，利用此對下述三種情況是非常有幫助的：(1)想去了解另一人的心理動力狀態時上述的過程可做為其範例。(2)當臨床工作者心中所想的與病患內心所想的產生混淆不清的情形，而不曉得到底那是誰的想法時，上述的過程與結果可成為此情形的預防方式。(3)在了解移情—反移情時，上述的歷程可做為了解的工具。要了解那些個人的動力狀態這樣的任務，可以在某種個人的心理分析或心理治療中、在藉由被督導的經驗做自我反映的練習中，以及在向有經驗與可信任的同儕尋求密切且定期的諮詢經驗中，獲得協助以便達成任務。

■ 參考文獻

① Perry SW, Cooper AM, Michels R: The psychodynamic formulation: its purpose, structure and clinical application. Am J Psychiatry 144: 543–550, 1987.
② Horowitz MJ, Eells T, Singer J, et al: Role-relationship models for case formulation. Arch Gen Psychiatry 52:625–633, 1995.
③ Malan DH: Toward the Validation of Dynamic Psychotherapy. New York, Plenum, 1980.
④ Gabbard GO: Psychodynamic Psychiatry in Clinical Practice: the DSM IV Edition. Washington, DC, American Psychiatric Press, 1994.
⑤ Gill MM, Newman R, Redlich FC: The Initial Interview in Psychiatric Practice. New York, International Universities Press, 1954.
⑥ MacKinnon RA, Michels R: The Psychiatric Interview in Clinical Practice. Philadelphia, PA, WB Saunders, 1971.

心理動力式心理治療簡明手冊

■ 建議書目

McWilliams N: Psychoanalytic Diagnosis. New York, Guilford, 1994.

Nemiah JC: Foundations of Psychopathology. New York: Jason Aronson, 1973.

Tyson P, Tyson RL: Psychoanalytic Theories of Development: An Integration. New Haven: Yale University Press, 1990.

心理動力式心理治療簡明手冊

6

開始治療

BEGINNING TREATMENT

對即將開始接受心理治療的病患而言，心理動力式心理治 77
療通常不是熟知的醫學治療方式。在評估的最後，一般
臨床工作者會和病患討論另一些治療方法，可能有不同的方式
會有所助益。除此之外，臨床工作者還必須和病患討論這些治
療方式的每一種究竟是如何產生效果的。這樣的處理方式對心
理動力式心理治療也是真實的。心理動力式心理治療，可以向
病患解釋為是一種學習新方法解決問題的過程，這樣的過程必
須植基於了解個人生命歷史、意識覺察之外的心靈運作，和個
人對世界的觀點——即一個人的心理現實（psychic reality）。
過去經驗被用來作為現在行為（感覺、思想、幻想和行動）潛
意識的樣板，心理現實依此而定。

教導病患心理動力式心理治療的目標和過程，對成功地開
始心理治療是很重要的。若將這個治療期概念化，就是指在這
個時期必須建立一種安全的氣氛（見表 6-1）。雖然這點看起

89

來好像是一種堂皇的任務，其實它就像很多情境下醫師的任務一樣。例如，當家庭醫師發現病患其他方面還算健康，但膽固醇濃度高於平均值時，他（她）必須教育病患，並發展出一種合作的工作關係，以針對這樣潛在卻可能致病的狀況，可以一起開始一種治療，採取反制的行動。

表 6-1　建立安全的氣氛：治療師的任務
78

+ 教育病患過去會成為現在的一種模式
+ 教育病患關於移情、防衛、阻抗的概念
+ 介紹和說明治療師節制的角色
+ 維持關心的醫師的角度和創造治療聯盟
+ 處理病患初始的失望

78　　　在治療開始的時期，病患會知道，心理動力式心理治療之所以會有效，是因為在現在和治療師的關係中，病患會藉由移情關係重新經驗過去。藉由檢視治療場景（therapy setting）中的感覺，病患可以有一種了解，知道個人的過去如何在生命中持續重複地經驗。病患因此開始了解，心裡的痛楚可以是因為過去在此時此刻象徵化地重新復甦，導致童年衝突的感覺和焦慮重新被喚醒。病患也會藉由經驗知道，透過重新認知這些潛意識的過程，痛楚的感覺減輕了，新的行為變得有可能。

　　　透過教導、解釋及例子，病患直接被教育。有時候，臨床工作者向病患說明治療的過程，必須非常直接和支持。當這個步驟完成之後，最好不要繼續重複這樣的說明，取而代之地，必須改變成一種了解而非教導的模式，去傾聽病患可能會有的、阻礙了解的情緒。純熟的臨床工作者，在治療中常常很早

就會決定這是不是教育的時機，或者這是必須延緩任何更進一步的指導評論，而去傾聽更多來自於病患資料的時機。一般而言，新手治療師在開始的時段，常常掙扎於要教育多少和傾聽多少。在清楚的說明之後，接下來的治療中，治療師要採取的態度，是知道認知上的教育不是病患的困難所在。但是治療師⁷⁹不能在開始的階段採取這種態度，特別是針對那些一無所知的病患。病患能夠了解治療的目標和過程是很重要的，如此才能感覺足夠的安全和舒適，忍受治療場景所引發的焦慮①②③。

節制和自由聯想（Abstinence and Free Association）

在病患開始了解治療的過程之後，治療師會隨著時間變得在語言上較少主動，以便聽到更多關於病患如何組織其心理世界的資料。技巧上而言，這就是變得節制（abstinent）。如果病患問到關於治療師的沉默，也許治療師必須再度對他（她）說明這點。治療師可以說：「我非常仔細地傾聽你所說的。對於你如何看待這個世界，我希望能夠有最好的了解，而不要打擾你正在對我訴說的。」治療師也要鼓勵病患盡可能自由地說，而暫時把所說內容的正確或邏輯性的判斷放在一邊（見表6-2）。可以用下列的方式向病患說明：「你是自由的，可以說任何你想說的。事實上，你把任何出現在你心中的事說出來，這是最有幫助的。」治療師協助病患把任何出現在心中的事說出來——不需經過思考就說出來——即使病患可能會說出一些怕對治療師或所愛之人而言，不是事實或具有傷害的話。

表 6-2　開始治療：病患的任務

+ 和治療師發展出一種工作聯盟

+ 學習自由聯想

+ 欣賞感謝安全的氣氛

+ 認出開始期的失望

+ 對移情、防衛和阻抗發展出一種了解

+ 學習如何運用夢、白日夢和說溜嘴工作

　　這種溝通的方式就是所謂的自由聯想（free association）。這是古典心理分析中，病患用來思想和說話的特有模式。在心理動力式心理治療中，病患探索相同的心理狀態。雖然自由聯想在古典心理分析中，因著其他心理分析治療的成分，是更加自由的，但是心理動力式心理治療的病患會非常接近那種表達模式④。

　　無可避免地，自由聯想只是相對的。病患所經驗到的潛意識衝突是阻礙思想、感覺和幻想自由表達的主要力量。治療師和病患合作，傾聽一些病患可能不知道的線索和那些阻礙思想自由表達的線索。這種阻礙病患、讓病患不去經驗不舒服的感覺和衝突的思考方式稱為防衛機轉（defense mechanisms）。治療師小心地觀察，在適當的時機和病患分享其在思想和感覺中所呈現的模式，以及這些思想和感覺的阻礙。治療師觀察病患思想和感覺的改變，以及任何偏離治療的舉動。治療師將經驗到病患的防衛機轉是一種治療工作上的阻抗（resistance）。透過了解阻抗（病患的防衛機轉）如何運作的過程，移情會在後來的治療中出現。

　　臨床工作者和病患一起工作，去確認病患思想和感覺的模

式。這樣合作的工作允許病患經驗到這個任務是他（她）最後可以採取的一種態度，而非某種神奇的東西。這個任務（防衛機轉的分析）形成一個基礎，有了這個基礎，病患最後可以選擇不同的行為。有時候，新手治療師的熱忱，會使他想告訴病患一種模式，而未與病患一起工作來確認這個模式。這會導致治療師的存在被病患視為是十分有力量的。但通常在後續治療中，這樣的作法會產生問題。

*81*因為臨床工作者相對的沉默，病患有時候會經驗到挫折的感覺。無論如何，最重要的，病患必須經驗到治療師是和她站在一起的，是一位盟友，和這位盟友在一起，他（她）可以掌握離意識如此之遠的力量⑤。在治療開始時期，幫助病患了解這點是很重要的；病患才不會那麼想逃離心理治療。治療師需要相當的技巧才能很快且讓人可以了解地教導這點，正如下列案例研究所闡釋的：

> 一位三十幾歲的已婚女性來找精神科醫師，抱怨一年前母親死後自己的悲傷。她提到間斷出現睡眠和飲食的困難，雖然她體重沒有下降。這位女性要求吃抗憂鬱劑，但是精神科醫師回答說，在一種治療取向決定之前，應該要有幾次碰面。精神科醫師想要和他的病患見面，以便觀察她如何和他建立關係，以及觀察移情反應。移情反應可以讓我們一窺病患和死去母親的關係。他認為她的悲傷，可能可以找到心理動力的解釋，而接下來心理治療的努力，對這個病患而言會很有幫助。

> 他解釋他想傾聽病患的心理是如何地運作，他會說得很少，但是會仔細地聽。病患告訴這個精神科醫師，她覺

得迷失而不知所措。他向她再保證他的關注，但是他仍然保持沉默。這個時段結束之後，病患打電話給她最好的朋友，這個朋友一年前曾和一位心理治療師一起工作治療。這個朋友建議她打電話找她之前的治療師，病患就這麼做了。

82 　　　第二次諮商就是跟這個朋友的精神科醫師。第二位精神科醫師用不同的方式處理。關於在評估中她所要知道的，她說明得很詳細：一種思考模式可以用來說明她的悲傷、憂鬱心理過程的證據，或二者。她說明心理動力式心理治療的目標和過程、移情的本質和如何探究移情、一個安全治療環境的本質，和治療中節制及自由聯想的運用。

　　　這次，病患決定繼續這樣的評估，覺得舒適而且明白。之後她覺得可以自由地詢問和治療有關的問題，以及她們一起所做的是什麼，而精神科醫師也很自在地回答，在幾次會談時段之後，病患接受建議，開始進行一周二次的心理動力式心理治療。這個病患了解了她對於母親之死的悲傷，是她對母親多種情緒之一，這是她想了解的，而這些感覺常常根源於童年。她對她的治療師有信心，和她在一起覺得安心，而且可以將治療師的節制，經驗為有用的治療技巧。

安全的氣氛

　　　心理動力式心理治療提供病患一個相信的舞台，在這樣的舞台上、一個安全的氣氛中，演出他心理生命的戲碼⑤。在治

療中，病患所說的都必須以努力了解來回應，而不是以評論和批評來回應。心理動力式心理治療的工作不包括處理病患的生命（為病患的選擇找到原因才是重要的），也不包括對其生命作為中的值得與否和價值做評論⑥。

治療師的節制在治療場景中立的舉止，部分而言是一種設計、一種技巧、一種特殊形式的行為，設計用來提供病患「退化」的機會。部分是因為心理治療場景的特殊層面，部分是因為生命的正常過程，病患可以用一種較無組織、較無結構形態的方式去想，通往更多潛意識的感覺和思考，在心理治療的舞台中將其行動化（acting out）。隨著時間經過，治療變成一個實驗場所，在治療聯盟的安全下，病患在其中可以仔細地檢查他所經驗到對另一個人（治療師）的感覺、思想和幻想。

雖然這個目標需要治療師相當的被動和沉默，但是就技巧立場而言，並不表示要嚴苛或剝奪。合作關係的發展，部分是透過臨床工作者恰當的關心，和透過說明這種特別的團隊努力和一起工作，是治療的一部分。治療師和病患一起工作以了解病患的經驗，這會使心理的痛楚改善。在病患和治療師之間所發展出來之一般的了解，有時候稱為一種契約（contract）。無論如何，這個名詞強調了任務的分化，而忽略了這個經驗最重要的部分：共同分享的工作。治療師和病患更精確地形容，是試著發展出一種工作⑦或治療⑧聯盟。

一位醫學生覺得學業上有困難而來治療。她當時是試驗性質的、懷疑精神科醫師是否幫得了她。精神科醫師很自然地也不確定，而且也覺得有義務將這點告訴病患，但是他是在一種經過設計、安全的氣氛下說的：「我不知道

妳是不是好得足夠可以知道哪裡出了問題。當然，在我還未了解妳之前，我不能給妳所有事情都會很好的保證。無論如何，到現在為止，我真的看到了妳展現的力量，在學院中很成功、可以進入醫學院。我也可以想像，現在妳的世界突然變得不安全、難以預料，因為妳找學校找得很辛苦。我也在猜，是不是就在現在，妳覺得十分脆弱，妳怕妳沒什麼好的東西可以做一個成功的病患，而我會像一個老師一樣批評妳，像是給妳一個很低的分數，而不會是幫助妳的人。」

病患開始啜泣地告訴精神科醫師，他所說的正是她的感覺。精神科醫師回答說，他很高興，覺得現在他已經開始在了解病患，而且開始在幫助她了。治療在一種了解和安全的氣氛下開始，治療聯盟正在形成。

醫師式關心的態度

很多新手心理動力式心理治療師，心中錯誤觀念的來源，在於認為治療師必須隱藏她自己的性格和人性。很多新手治療師擁有一種諷刺漫畫式的畫面模式，是一副空白的臉孔、沒有笑容、沒有反應，可能沉默數分鐘或甚至很多時段。偶爾，治療師會發出一種機械式的聲音或一種詮釋，直接切入病患心理的核心。

事實上，這一點也不是心理動力式心理治療的原貌。她不是冷酷、疏離、獨斷的。她也不是為了保留、無情或超然而故意保留⑨。心理動力式心理治療師之所以相當被動，是為了創

造一個治療的環境，允許病患覺察到隱藏的願望和衝突。

　　從一個關心的醫師的角度，精神科醫師從事這種形式的治療
工作，必須帶著溫柔和對病患痛楚的了解⑤⑨。一次又一次，
透過一起工作，不只是治療外的生命，還有因為重新經驗了過
去，所以對治療中的生命也是一樣，對病患正在經驗的心理痛
楚，醫師傳達出了解的察覺。對病患努力要了解自己，不顧痛
楚繼續在治療中，精神科醫師也傳達出對病患的佩服。

　　下一個例子顯示病患感覺到醫師關心的氣氛：

　　　　一個將近四十歲的單身男性要求精神科評估，他經常
　　因為工作的表現而焦慮發作。雖然他是一個高教育的專業
　　人員，但他以前從未接觸精神科醫師，而且不了解心理動
　　力式心理治療的做法。在一次完整的評估之後，他開始治
　　療，而數月之後，他告訴他的精神科醫師下列的觀察：「我
　　現在知道，你在評估中不自由一點地跟我說話的原因了。
　　你要我進來這裡自由地說，說出任何出現在我心中的事。
　　當我這樣做的時候，我總是接觸到好像是屬於過去的感覺，
　　一些對我成長時期的朋友和大人的感覺。我想如果你回答
　　我所有的問題或立刻回應我，我們就不會知道什麼會出現
　　在我心中，我們也就不會有那些感覺。因為我們這樣做，
　　我愈來愈了解我自己，了解我是怎樣變成現在的我。」

開始期的失望

在開始時期，病患首先會遭遇各種心理治療的情境。治療

86 師將病患引導至這些事件，以及引導他們如何運用這些事件而
獲益。通常，病患會遭遇的第一個反應，是當治療師變得更加
節制時，會出現一種失望的感覺。這個反應會發生，部分是因
為不論治療師多麼小心為病患做準備，病患都會經驗到一種情
緒支持的失落，而情緒支持是評估時期的特徵。除此之外，環
繞著開始期第一次旋風式的神奇希望迅速消退，留給大部分病
患迷惑、挫折和無助的感覺。「這個精神科的治療會有幫助
嗎？」他們的懷疑，有時候可以大聲說，但更常見的是，這些
懷疑是在他們覺察的邊緣。因為精神科醫師被病患賦予權威和
專業，當治療師變得愈安靜，病患被要求更獨立地工作，過去
病患被要求往心理成熟更進一步情境的感覺，就會再度覺醒。

舉例而言，好像病患再度回到學校，或好像被要求承擔更
多責任，儘管他很害怕受傷或失敗。無可避免地，這個主題會
有一些變異。治療師運用這個主題所發生的事，加強病患了解
治療如何從過去把感覺帶往意識。這通常是病患第一次有機會
看到治療的運作，而且由做中學習。這種開始的失望以下列案
例闡釋：

一個將近三十歲的病患，到一個很遠的城市上班，她
為了這個異動掙扎了一年。她遠離她的原生家庭和朋友，
她發現自己在新家和新工作中變得憂鬱和焦慮。她尋求精

神科的協助,而在一段評估時期之後,她開始了心理動力式心理治療。在每週二次治療的第二個月,她開始覺得更加憂鬱,擔心她的精神科醫師對她沒有幫助。

治療師用關切的詢問回應這樣的感覺。病患透露,在她離家前幾個月,她問父母的建議該如何做,但是不論他們說什麼,她都覺得不滿意。精神科醫師懷疑,是否她的離家代表變得更加獨立的努力,以及心理的成長,除此之外,這樣的努力也可能引起病患擔心是否能自力更生、擔心自己會不會很好。病患同意。這次的交流是這個治療好的開始,至此以後,當病患擔心精神科醫師參與不夠或沒有給她足夠的建議時,治療師和病患可以一起想到開始的這段事件,而探索病患現在想成長的渴望和對成長之挑戰與後果的害怕。

移情、防衛和阻抗之早期經驗

之前提及發展工作關係或聯盟(alliance)的例子,同樣也帶出移情的主題。心理治療的運作,移情是核心地位,但病患永遠不可能輕易地了解。佛洛伊德發展出一種想法,認為所有人類關係都是移情關係;關於這點他指的是,所有人類都是藉著把對過去人物的感知附加於新的個體上來經驗他人。現今,即使是心理分析,對移情的本質也存在著一定範圍的許多觀點,在所有的關係中,一般都會感覺到過去的記憶被活化。某個程度而言,每個人都在現在的關係中演出過去重要關係的特定層面。

因為心理動力式心理治療是節制的，而且不會和病患分享其個人生活，治療師創造了一種空白螢幕，病患可以在其上畫出他（她）所設計的移情圖案。在治療的早期，這點變得清楚。經由指出這點，治療師和病患創造了一個共同注意的焦點。透過這樣的方式，病患對於治療如何進行的了解也加深了。當病患經驗治療師的節制產生失望反應，和這個失望反應有關的移情通常都很特別：

在治療的早期，一個病患注意到治療師牆上有一張美國人權的海報。病患表達關心，認為這表示這位精神科醫師政治上是自由主義的，而這位病患，政治上是保守主義的。經由治療師的詢問透露，病患害怕他對美國國外政策攻擊的觀點，會招致精神科醫師的反對，怕她會認為病患是沒感情的，甚至是殘忍的。治療師傾聽著，不是聽病患所提及的具體內容，而是聽病患所關心的種類：因為攻擊衝動（aggressive impulses）導致不贊同的害怕。

治療師對病患做了短評，可能他擔心治療師會不贊成他是這樣具攻擊性。病患回答，他的母親就是不贊成他的攻擊性，所以他也會十分擔憂精神科醫師對他的態度。治療師提醒她自己注意，這類的反應可能又會再出現在病患對她的反應中。當治療繼續進行，移情的感覺沿著這些線

索變得明顯。治療開始時的這個互動，變成一種基礎，當治療進行時，伴隨著病患對所發生過程的了解，允許病患和精神科醫師一起工作，更深入地探索這些感覺。

心理治療師企圖澄清病患的感覺，和澄清病患嘗試說出來之事的意義；其他時候，治療師對病患清楚展現卻加以否認的

態度，可以支持地面質（supportively confront）。以上二種狀況，治療師都希望指出病患不清楚的思考和感覺的種類，以及它們如何變得不清楚、防衛和留在潛意識中的方式。整個過程中，病患思考防衛的方式都被闡明。當病患想要過早地停止治療，就是病患防衛極端的證明。這樣的事件對新手治療師可能是困擾的，也許這是第一個長期的病患，而且已經投注很多了。治療師將這個想要停止治療的願望，視為另一個需要同理了解的防衛、需要探索其發展上的根源，這樣的態度常常可以讓防衛被了解，使病患覺得鬆了一口氣，能夠繼續治療。

在開始期，治療師會有機會確認防衛和阻抗的模式，而且必須引導病患如何覺察這些模式，進一步用來增加病患對自己的了解。特別是有特別種類的思考和感覺，對大部分的病患而言，都是難以在自己內在之中確認，或和他人分享的。通常都是藉著防衛的思考留在潛意識中。這些感覺包括自我懷疑、自恨、無助感、對他人暴怒和對某人有感情。

> 一個中年的男性在完成評估後，開始和一位女性精神科醫師進行心理治療。從一開始，這個男人在治療中說話就有困難。他在五十分鐘的時段中，常常都是一大段長達十分鐘的沉默。在把病患的注意力拉到他的沉默之後，治療師視沉默為一種阻抗，詢問在這些沉默期間，他是否有關於她的一些想法。對這個問題，病患起初覺得困窘。治療師用了解的字句和再保證的肯定回應：不論他想的是什麼，對於增進他們合作的努力都是重要的。他於是提及，他發現她很吸引人。他繼續說，因為她提到可能他有對她一些想法的可能性，他才能夠把這些想法帶出來。

90

在這個例子中，病患的想法是關於精神科醫師的；但是當然，狀況不總是如此。它們可以是任何人或任何主題。但是，通常病患的想法都會是關於治療師的，不論病患帶入治療的是什麼困擾。因為病患想要和治療師建立一種關係，以便減輕他的痛苦，也因為移情的現象，所以這是事實。對治療師而言，最主要地是同理地傾聽病患可能表達的任何移情的思想和感覺，和病患一起工作以深度地了解這些⑩。

在治療中開始使用夢

治療師也關心病患夢的生命。不是所有病患在心理治療中，都會廣泛地運用夢，但是很多人都會；對那些可以的人，這樣的工作是很重要的工具。對每一個病患都應該給與機會處理夢。在開始時期，要介紹和學習這條了解夢之路。常常在治療早期所報告的夢，特別會透露病患核心的衝突。夢也可以用來教育病患潛意識的歷程。而在後來的治療中，防衛機制常常使夢難以了解。

91　　下列病患闡示了一個治療早期的夢：

病患是一位年輕女性，最近剛離婚，她覺得憂鬱和焦慮。在每週二次的心理動力式心理治療的第三週，她說前一晚她上床時想著她第二天的會談時段。她入睡時，覺得對她的女治療師有充滿深情的想法。夢中，她看到二架飛機在空中高高地飛著。較小的一架飛機快要沒有油了，第二架、大一點的飛機，送來輸油管，進入較小的飛機，補

足它的油。但是接著，有些事不太對勁，補給燃料的裝置沒有運轉。病患就醒了，害怕較小的飛機會墜機。

在這病患治療的早期階段，這個夢是如此完全的象徵化，無法深度地了解。精神科醫師有很多假設：夢的象徵代表病患認為她的治療會變成一種滋養失敗的狀況、一種失望；病患認為她的婚姻失敗了，她失敗的異性生活；夢反映了自虐的願望，這是源自於需要想要滿足、卻同時也引發焦慮的願望。但是治療師認知到，大部分這些想法都只是假設，可以被後來取得的資料支持或否定。她選擇這個時機向病患說明，夢是睡覺時思考的一種方式，可以指出一個人所關切的──現在和過去。治療師選擇引起病患對她自己的潛意識歷程發生興趣，而不引導病患到夢工作本身。她對病患做了一個短評，可能這個夢和病患未說出的害怕有關，因為她是想到治療師時睡著了：這個有幫助的女人會讓她更失敗或讓她失望，所以她覺得她的生命在危險當中。關於這點，病患同意並接著說，她覺得她的先生已經拋棄了她，而且讓她恐怖地失望了，她的離婚讓她覺得非常脆弱。

在她持續數年治療的過程中，病患有效地運用她的夢作為知識的來源。她發展出一種移情關係，在其中她展現了她和女性親近並將之視為滋養的關係，以及和男性親近並將之視為滋養和熱情的關係。這些移情的感覺是基於早年生命經驗，這點變得很清楚，而且在所有現今這類關係中，她都覺得有罪惡感，因為她相信她的需要太大了。這些關係如果有失望，她總是覺得脆弱，這點也變得很清楚。最後她能夠為她的傾向找到線索，她總是期待會收到失望，

不只是因為離婚，還因為早年的生命經驗。很肯定地，在

回顧時，所有的這些都在她治療開始的這個夢中演出過了。

■ 參考文獻

① Jacobs T, Rothstein A (eds): On Beginning an Analysis. Madison, CT, International Universities Press, 1990.

② Abend S: The influence of the patient's previous knowledge on the opening phase, in On Beginning an Analysis. Madison, CT, International Universities Press, 1990, pp 57–66.

③ Busch F: Beginning a psychoanalytic treatment: establishing an analytic frame. J Am Psychoanal Assoc 43:449–468, 1995.

④ Freud S: Resistance and repression (1917), in The Standard Edition of the Complete Psychological Works of Sigmund Freud, Vol 16. Translated and edited by Strachey J. London, Hogarth Press, 1963, pp 286–302.

⑤ Schafer R: The atmosphere of safety: Freud's "Papers on Technique" (1911–1915), in The Analytic Attitude. New York, Basic Books, 1983, pp 14–33.

⑥ Poland WS: On the analyst's neutrality. J Am Psychoanal Assoc 32:283–299, 1984.

⑦ Greenson RR: The working alliance and the transference neurosis. Psychoanal Q 34:155–181, 1965.

⑧ Zetzel ER: Current concepts of transference. Int J Psychoanal 37:369–376, 1956.

⑨ Stone L: Notes on the noninterpretive elements in the psychoanalytic situation and process. J Am Psychoanal Assoc 29:89–118, 1981.

⑩ Gill MM: The analysis of the transference. J Am Psychoanal Assoc 27:263–288, 1979.

■ 建議書目

Blum HP: The curative and creative aspects of insight. J Am Psychoanal Assoc 27 (suppl):41–69, 1979

Curtis HC: The concept of therapeutic alliance: implications for the "widening scope." J Am Psychoanal Assoc 27 (suppl):159–192, 1979

Schwaber E: Psychoanalytic listening and psychic reality. International Review of Psycho-analysis 10:379–392, 1983

7

阻抗與防衛

RESISTANCE AND DEFENSE

阻抗（resistance）與防衛（defense）指的是一種病人的內 *95*
在力量，用來對抗治療。病人前來進行心理動力式心理
治療，是因為他們希望從精神官能性的症狀中獲得釋放，按照
道理，他們應該要與所信任和尊敬的治療師合作。無論如何，
每一個病人，不論有怎樣的理由、有多強的動機，在達到改善
時都會發生矛盾。情緒性的症狀會與由創傷性記憶、衝突性衝
動，以及痛苦情感組成的潛意識衝突相聯結。有些力量導致病
患的症狀，也會阻擾意識層面中將這些記憶、情感和衝突恢復
的情形。這些力量也會對抗治療師想將痛苦情緒內容帶進病人
意識層面的意圖。治療上通常需要鼓勵病人去面對情緒性的苦
惱，以減輕痛苦的記憶和情感。所以必須了解病人可能會不情
願去經歷治療。

阻抗

　　阻抗是描述病人在對抗會引發痛苦感覺的治療工作時出現的所有力量。阻抗有許多相當不同的分類，包含一般對任何改變的害怕、過度粗糙的意識以持續性精神官能性苦痛來懲罰病人、堅持要滿足孩子氣的衝動等，形成部分情緒性疾病。最後一種的阻抗常被視為是充滿性愛或仇恨的移情，病人可能對治療師有一種性愛的移情，希望他（她）可以被滿足而甚於被了解。病人也可能有仇恨的移情，希望阻撓治療師對他（她）攻擊性的行動來源作解釋，最後這兩種解釋是較特定形式的阻抗，稱之為「移情式阻抗」（transference resistance），將在本章的後段中提出討論。其他種類的阻抗則是由於害怕去經驗和表達在治療中，可能被揭露的強而有力的孩子氣衝動。

　　行動化（acting out）的滿足也會引起對治療的阻抗。透過病人滿足其衝突性的衝動，行動化被視為是一種沉溺和扭曲。病人不願意去控制和解釋這些衝突性衝動。行動化也可見於那些衝動型心理失常病人身上。例如，對治療師具有敵意或性愛移情搖擺的病人，可能對在治療之外找到的夥伴抒發他們的情感，而取代在治療階段中對這些情感的討論、解釋和控制。行動化也可能發生在治療關係，以及在對治療師有強烈情緒的治療階段中。病人可能會開車到治療師的家或者搜集與治療師有關的訊息。這種特定的行動化是另外一種移情式阻抗。

　　來自疾病的次級獲益（secondary gain）常會引發對於復原的阻抗。有些病人非常習慣接受那些靠著生病之故而獲得的特

別有利之事，也就是當接近復原時，他們不願放棄從生病中得到的「額外收穫」。進一步來說，因無力支付精神治療的款項，而引發的財務和情緒狀況，也可能成為復原上難以克服的障礙。

防衛

一般的人，包括在治療中的病人，會利用防衛機轉（mechanisms of defense）來將痛苦的情感和回憶保持在意識覺察之外。這些防衛機轉是特定的、抽象的策略或方式，可以用來當做逃避痛苦的情緒性素材。病人的防衛機轉是心理治療阻抗的重要來源之一。一九三六年，安娜・佛洛伊德在《自我和防衛機轉》（*The Ego and the Mechanisms of Defense*）①一書中，陳列出這些防衛策略的功能。從那個時代起，這些陳列的內容已有所成長且已被詳細闡釋（請看表 7-1）。最常見和重要的防衛機轉將在下面陳述。

97

■ 潛抑（Repression）

潛抑，是佛洛伊德所描述的第一個防衛機轉，指的是一種被排擠在覺察痛苦記憶、感覺和衝動之外的行動。例如，一個歇斯底里的病人受到性興奮疾患（sexual arousal disorder）所苦，而潛抑了所有有關於性興奮的感覺，同時也可能潛抑了與性感覺有關的記憶，這些記憶在兒童早期曾引發衝突。

表 7-1　防衛機轉
97

一般的防衛機轉	原始的防衛機轉
潛抑（Repression）	分離（Splitting）
否認（Denial）	投射（Projection）
反向作用（Reaction Formation）	投射性認同
置換（Displacement）	（Projection identification）
反轉（Reversal）	全能（樂觀）
抑制（Inhibition）	（Omnipotence）
認同攻擊者	貶抑（Devaluing）
（Identification with the Aggressor）	原始的理想化
禁慾（Asceticism）	（Primitive idealization）
理智化（Intellectualization）	
情感性孤立（Isolation of Affect）	
退化（Regression）	
昇華（Sublimation）	

98　■ 否認（Denial）

　　否認和潛抑相似，是指病患將注意力從痛苦的意念或感覺中移開，使它們完全無法利用到意識層面。病人使用否認，很輕易地忽略痛苦的現實情況，並且好像它們並不存在似的行動著。有些例子是有關被罷免或罷黜的領導者，他堅持要繼續擺姿態彷彿他仍是受尊敬的政治家；有些則是在家庭中避免談論疾病，以逃避與死亡有關所引起的痛苦感覺。

■ 反向作用（Reaction Formation）

　　反向作用在每個病人身上多少都可以看到，而在強迫症的

病人身上較明顯。它包括誇大情緒傾向，以協助潛抑對立的情緒。強迫症的病人可能有明顯嚴謹、吝嗇和潔癖的情形，用以對抗那些緩慢、奢侈和髒亂的想法。

■ 置換（Displacement）

置換，簡言之是一個人的感覺從一個真實客體轉移到比較安全的客體上。最常見的例子如，上班族可能受到老闆的激怒，回到家後就大罵他的狗，又對家人大呼小叫。在治療的情境中，病人常會置換掉對治療師的移情感覺，而向生活中的他人表現他們自己。在他們的聯結中，當病人報告出他們對別人的愛、恨、生氣和競爭等內容時，這樣的感覺常常也會對治療師表達。

■ 反轉（Reversal）

反轉是指某一種衝動從主動性變成被動性（反之亦然），或者以朝向自己的直接衝動行為來取代朝向他人的衝動行為（反之亦然）。常見的例子是利用主動性的殘酷情感來隱藏和減少意識上受虐待的期望。其他的例子則是責備自己來取代對其他人表達失望。

■ 抑制（Inhibition）

抑制是對於思考或行動上的束縛，以避免思考或行動會撥弄起焦慮的情緒。抑制常見於恐慌症的病人身上，他們會想逃避暴露於高處、飛行旅程或特定動物所形成的恐慌情境。有時候也會發生在其他的病人身上，他們可能抑制其武斷或與性有關的表達以逃避焦慮。

■ 認同攻擊者（Identification with the Aggressor）

這項防衛機轉是一種傾向，病人模仿他所接觸到外界權威者的攻擊和脅迫態度。小孩子最常學到在控制自己的衝動時，以模仿甚至誇張了他們父母的控制方式，來對同儕表現嚴厲的批評態度。父母親也可能採取吹毛求疵的態度來掩飾他們對於苛求式權威的害怕感受。

■ 禁慾（Asceticism）

安娜·佛洛伊德界定禁慾的意義為這個防衛機轉通常是在青少年時期特有的現象，是為了要控制在青春期之後所出現與性感覺有關的強烈壓迫感。禁慾是對自己愉悅感受的一種否認。這種否認常會涉及食物、睡眠、運動或與性有關的滿足，所有的否認都呈現一種優越感，以及做出一些對自己比較好的事。

■ 理智化（Intellectualization）

理智化是對其經驗賦以事實根據和極端的認知方式來看待，在談論到具有衝突性的主題時，缺乏情感上的聯結。

■ 情感性孤立（Isolation of Affect）

情感性孤立，是與理智化防衛有關，是潛抑了那些與特定思考相聯結的感覺。理智化和情感性孤立都是強迫症病人所特有的防衛類型。

■ 退化（Regression）

退化是心性功能轉回到早期的狀態，以避免遭遇發展階段後期具有的衝動性經驗。在一般臨床上常見的狀況是退化到與口腔或肛門有關的內容以逃避伊底帕斯的衝突。

■ 昇華（Sublimation）

昇華是較成熟的防衛機轉。它是期望中的、有益健康的、原始的兒童時期衝動以非衝突性的方式演化，進入到較成熟的表達層次。例如一個病人或藝術家可能用昇華願望來作畫、一個攝影師可以要昇華其偷窺性，而一個舞者或演員可能要昇華他們的表現狂、政治上激烈的手段在昇華其攻擊性。健康成人的友善，某些程度可能在昇華被同性戀或亂倫所激起的衝動。

有更多的原始性防衛機轉，如分離、投射、投射認同、全能（樂觀）、貶抑和原始的認同，將在第十四章中討論，並列表於 14-1。

阻抗與防衛機轉的詮釋
（Interpreting Resistances and Defense Mechanisms）

在心理動力式心理治療中，治療師希望了解什麼樣的潛意識衝突會引起病人的情緒性症狀。在兒童時期，當正常的衝動與不快樂的感覺聯結時，可能會引起衝突，例如對於處罰、非難和失望的害怕。每個個體天生有其特定的體質，例如驅力和

101

期望的強度，以及忍受挫折的能力。每個個體也都有唯一的個人成長史，它是根植於個體在其社會結構以及較大的社區裡，與父母、家庭以及其他照顧者的互動之中。沒有人會在沒有衝突的情況下成長——在衝動和禁令之間衝突，透過各種防衛機轉，將這些衝突歸納在潛意識中，而可能引發精神官能性症狀。

　　在心理治療中，治療師努力去詮釋那些具有隱晦性舊衝突的防衛機轉，使病人能夠再度以意識層面來經驗那些過去與他們相聯結而被禁止的衝動、記憶、害怕、失望和痛苦的情感（見表 7-2）。治療師透過病人在自由聯想過程中的阻塞而發現目前所呈現的阻抗。這樣的困難可以由碎片式的印象來證明：似乎僅僅是有關日常生活事件的報告，而不是與深入於個人及情緒張力有關的內容。阻抗的情形也會從病人在情感上的消沉或欠缺、厭倦的氣氛和逃避情緒上的細節，或者其阻塞和沉默中表現出來。無論何時，回憶和重新體驗那些與舊有的危險和害怕相聯結而被禁止的衝動時，病人想要保護自己，就會出現明顯的阻抗。

101

表 7-2　詮釋阻抗的原則

◆ 了解實際上阻抗的貢獻為何

◆ 尊重阻抗和防衛，視其為病人的優勢特質

◆ 記得在被詮釋之前，病人必須認知且體驗到阻抗

◆ 詮釋阻抗概念先於詮釋阻抗內容（病人呈現了什麼或為何要阻抗）

102　　許多的阻抗起源於病人的特質結構。例如，一個受抑制的強迫症病人可能將痛苦的素材改變一個方向，變成費力的解釋一些細微瑣碎的事，而這樣仔細的情況，也孤立了他的情感。

病人透過使用他的人格特質來阻抗治療的工作，是為防衛自己到處對抗的焦慮。另一方面，病人具有歇斯底里的人格型態者，提不出精確詳細而顯著的情緒性事件，可能因為此歇斯底里者一般會使用潛抑或他的印象主義。歇斯底里的人通常對於事件或訊息處理會以模糊的方式來經驗。

　　一個人的防衛，會導致在治療中出現阻抗，源自於希望逃避掉精神上的痛苦，同時也源自於性格特質上的適應強度。對於強迫症病人亦有同樣的假設。他表現的是情感上的孤立，以及對於小細節非常投入，就好像是神經外科醫師、空中交通管制員或飛行員，在相當緊張的情境之下，要對無數重要的細節具有精確描述能力，以及仔細、不帶有情緒而維持清楚的頭腦。可能以模糊的或印象主義的方式面對相關事件的歇斯底里病人，也許在演戲、藝術或其他需要情緒張力功能的領域中具有才能。

　　性格特質和防衛的表現是一種心智和情緒經驗的結構方式，以將精神上的痛苦保持在短暫時間上，將個人的人際關係和內在心理功能帶進相對應的外在現實關係中。特殊性質結構的防衛在臨床上可視其為具有相當強度的人格，是適應與功能的核心。雖然防衛似乎是透過支持阻抗，來對抗在心理動力式心理治療中揭露的內容，但它們應該被尊重、被視為一項有關於病人重要的資源，慢慢地解釋、也不做唐突的面質。佛洛伊德在心理分析的早期，解釋潛意識的主題時並沒有尊重到病人的反抗性防衛，但他很快的明白，將潛意識素材解釋成病人持續性抗拒的防衛，並不會產生整合而防止精神上的衝突。換言之，精神衝突立即再順從同樣的防衛，並且交託給潛意識。

　　為了這項理由，佛洛伊德明確的陳述了在心理動力式心理

103

治療中重要的規則，名之為「詮釋阻抗概念先於詮釋阻抗內容」（interpreting resistance before content）或者「從表面下作詮釋」（interpreting from the surface down），它的意思是治療師首次指出病人的阻抗，引導病人對它們的注意，治療師探究病人在一個特定時間裡為何必須表現阻抗。然後治療師可以決定繼續往前，病人會再出現防衛。

近來，一些來自不同心理動力學派的現代治療師則重新強調小心且一致地詮釋阻抗的必要性②。他們強調規律性的接近阻抗，經常要詮釋阻抗的必要性，和病人需要避免的心理上的威脅。在這種方法中，個體能協助病人擴大她的能力，來看到其內在精神的行動。

自體心理學（self psychology），是屬於現代觀點的心理動力思考，是從傳統佛洛伊德式的理念中脫離出來。其理論是指透過防衛，本能驅力會形成衝突、潛抑以及維持潛意識。對自體心理學家而言，更重要的變項是病人對自己的觀點，以及自體感覺的凝聚程度，或對於不安定和分裂的脆弱程度。從這些觀點來看，防衛不會被視為對於揭露潛藏衝突的一種阻擋，而被視為對於脆弱自體的重要保護，這種脆弱是源自於虛弱以及更多的耗盡③。所以對防衛的解釋必須小心的考慮到病人的安全感，和對於防衛性感覺被詮釋時的凝聚力。同樣的，同理或者從病人的經驗觀點來作解釋是很重要的，自體心理學中已經驗證這對分析式處遇（intervention）而言，是一個必要的模式④。

移情式阻抗（Transference Resistance）

　　有些阻抗是源於病人特質型態中典型的防衛，其中一些是移情式阻抗。當病人對治療師產生強烈的情感經驗時，這些阻抗就會出現。這些情感傾向於接管治療方向，將病人從理性目標中帶開，而那些目標是為了要揭露和分析引發他的症狀的一些衝突。移情式阻抗起自強烈正向或負向的移情態度。具有性慾移情的病人可能希望和治療師有性關係，或者出現更多的阻抗以逃避在移情中覺察到的強烈情感。許多自戀和依賴的病人非常渴望以讚美、認可和支持來代替洞察。對他所憧憬的移情感到挫折時，病人可能有一段時間會變得狂怒、報復或拒絕合作以對抗治療師。移情式阻抗可由下列案例中來舉證：

　　　有一位老師在心理動力式心理治療中出現逃避，有好幾年裡對她的治療師感到親近。在對治療師出現幾週不尋常的熱情表現後，她帶著愉悅的心情來到治療情境中，並且很快樂地敘述著她新養的那隻奇妙的小狗。突然之間，她縮回來並且說：「現在我感覺到你想中斷我們的關係，就像我對我男朋友的感覺，也像我感覺母親對我保持的距離。」治療初期，這種在幾個小時內情感基調的中斷可能引發一種情緒性的距離，而有幾週的過渡時間。在治療的幾年後，病人已經有相當的能力來處理她自己的阻抗。她說：「我想我又回到之前的狀況了，因為你並沒有笑也沒有和我分享有關小狗的愉悅。我母親從來也不會在意我的

愉快，只會在意災難性的事情，她有時候會笑，但多半時候是對著我笑而不是跟我一起快樂。母親説做為一個聰明的女孩，我必須相當沉靜的行動。」

儘管有這些重要的聯結，這個病人持續具有敵意和退縮，因為治療師並沒有對小狗的事有任何笑意。她處在一個移情式阻抗狀態中，反映她所感覺在愛意衝動上的挫折，而且更深一層的是她害怕開展她愛的感覺。治療師問她：「你昨天在這時的感覺是什麼？」病人回應説：「哦！很好啊！我了解。是的，我覺得我很厚顏的對你表現熱情，而那總是造成我的焦慮。我在對你感覺親近和洶湧的生氣之間擺盪。我覺得很難將你拉近或者使你參與。」治療師問：「你是否也感到很難維持住母親的注意？」病人回答：「是的，但我從不信任她的注意，我也從不維持它。」

這個簡短的情節解釋了移情式的阻抗，並產生一項重要的澄清，有關於病人一生的模式是糾纏於矛盾和情感上無結果的男性之間。就像這個例子，移情式阻抗——和一般的阻抗——都可能產生治療上危機，如果解釋成功的話，會有機會對來自過去衝突和受限制的模式產生了解和重新處理。

這個例子也證明了非常重要的主題，就是如何處理病人的阻抗。治療師必須在第一次就提醒病人他（她）正在抗拒⑤。對病患解釋阻抗是件很重要的工作，尤其當病患感覺到這種反應是合理時。有時候則必須等到阻抗變得強烈而明顯，足夠讓病人去承認時才做解釋。治療師對時間點覺察的重要性可以在

下面兩個例子中説明：

有個病人每次會談都會遲到七到八分鐘。他總是有一些聽來合理的理由來解釋他的緩慢，雖然治療師了解這是對於治療的一種阻抗。在幾個月後其晚到的情形持續且增加時，病人才接受他的模式不只是選擇性的表現。只有在那個時候他意識裡才體驗和承認他在逃避對於移情深層中感覺的焦慮和希望。

　　對於任何一種阻抗在處理上第一個步驟是向病人證明她正在抗拒。這必須在任何企圖解釋抗拒什麼及為何抗拒之前即出現。

　　一個具有妄想和精神分裂經驗的病人，產生了強烈敵意性的移情式阻抗，同時想減少和中斷她一週兩次的療程。她合理化地提出治療師是不可信賴的、是利用她、只想賺病人的錢。治療師曾註記病人在獲得一些改善的同時，表現了敵意的情感，那些收穫包括獲得一項新工作、增加收入，以及最後她為自己買了一棟房子，所有這些事都使病人非常焦慮。

　　這個病人承認她在買房子的事情上非常精神官能性。她特別不信任賣她房子的人，認為可能會欺騙她。事實上她非常的害怕被欺騙和受傷害。她特別感到害怕的是入侵者會在她儘快跑近她的新房子時打破一樓窗戶。她焦慮的理由在一系列夢境中變得鮮明，那就是病人所描述她與母親之間在重大事件中使力的競爭。病人透過夢境能再度經驗母親對她同時存在的嫉妒、貶抑和佔有慾，就像她對治療師的經驗和對於買房子的害怕一樣。她害怕母親會怨恨她的成就以及抗拒她所增加的分離和自主性。治療師成功

107

的聚合了病人的注意力在她正在抗拒的事實上。然後透過處理那些夢，這種移情式阻抗才能和極高度的焦慮有所聯結。

在處理阻抗時，尊重防衛、避免與病人爭辯、在解釋病人潛意識動機之前先了解其阻抗的實際組成內容等都是很重要的事（表 7-2），例如，病人常會辯稱時間和金錢上的限制會成為治療中的困難。這樣的主題是實際存在而且經常成為治療上的障礙。在開始詢問此種障礙的細節和範圍之前就承認這個事實是有益的。對強迫症的病人而言，這樣做有益於使病人承認他有仔細思考的能力是一項不錯的優點。治療師可以指出：「有時候一種非常強壯、粗大的肌肉會干擾其他的動作。」機智、尊重且保持與病人部分理由作結盟，是處理阻抗的關鍵。

■ 參考文獻

① Freud A: The Ego and the Mechanisms of Defense, Revised Edition. New York, International Universities Press, 1966.
② Gray P: The Ego and Analysis of Defense. Northvale, NJ, Jason Aronson, 1994.
③ Ornstein A: Self-object transferences and the process of working through, in The Realities of Transference: Progress in Self Psychology, Vol 6. Edited by Goldberg A. Hillsdale, NJ, Analytic Press, 1988, pp 116–134.
④ Schwaber E: Empathy: a mode of analytic listening, in Empathy II. Edited by Lichtenberg J, Bornstein M, Silver D. Hillsdale, NJ, Analytic Press, 1984.
⑤ Greenson R: The Technique and Practice of Psychoanalysis, Vol 1. New York, International Universities Press, 1967.

■ 建議書目

Nemiah JC: Foundations of Psychopathology. New York, Oxford University Press, 1961.

Sandler J, Dare C, Holder A: The Patient and the Analyst: The Basis of the Psychoanalytic Process. New York, International Universities Press, 1973.

Shapiro D: Neurotic Styles. New York, Basic Books, 1965.

8

移 情

TRANSFERENCE

佛洛伊德非常致力於去澄清移情（transference）的概念。 *109* 近期的心理分析學者相信心理分析創立者視移情為人類關係的一部分。從這個觀點來看，移情是一個非常重要的概念。它主張並不是只有在心理分析和心理治療之中才出現，無論何處，人們都透過複製他們過去關係當中重要的情緒性層面，來建構他們現在的人際關係①②。

　　一個生動的想像移情影響的方式是去想像在解剖學課本中一系列透明的塑膠書頁。當書首次被打開時，讀者看到的是身體的表面，當第一頁被翻過時，可以看到肌肉，伴隨著其下顯而易見的主要血管。隨著讀者翻到下一頁，血管和主要的神經也被看到了，骨骼則顯而易見的在其下。翻到最後一頁時，整個看到的都是骨骼。同樣的，移情是記憶中許多關係一個個加上去的，而我們觀察到的表面是由其下隱約難辨的內容所決定的，且都在意識覺察之外。

對於移情的其他概念是去思考人類心智是組合的，有一部分定型於人們對過去重要個體的記憶。這種對於記憶的組織稱為客體表徵（object representations），無論何時當人們遇到任何新的人，他就開始形成一個新的客體表徵。顯然，當新的人對於觀察者而言有一些重要性時，這個過程會明顯的開展，但無論何時當這個過程發生了，這個觀察者會努力去了解他新認識的人，搜索他記憶中對立著的一些標準來評量和比較這個新個體。很快的，新的和舊的客體表徵在回應觀察者對於熟悉的需求和其他心理需求（在下面會解釋）時，出現心理上的聯結。新來的人接收到觀察者本來對於舊朋友、親戚、愛人或仇人所具有的概念、想法和感覺。

當我們看著人們，與他們談論目前生活或人際關係時，所看到的是他們心理生活的表面。在表面之下是他們過去重要關係的記憶，就像在皮膚底下的肌肉、神經和骨骼——是構成有機體所有人際關係世界的主要部分，目前的狀況一如過去。但是個體會知覺他目前的人際關係就是全部。目前和過去人際關係之聯結以及目前的狀況，像是載運過去關係繼續發展的方式，會維持外在意識覺察。當某種特定方式對病人的行為施壓時，治療師會在治療當中經驗到移情，這可能是病患在童年時期就有的人際關係回憶。

重複過去的需要

在所有的關係中，人們都在形成移情。這是由於我們將過去當作是了解現在的一種範本。也因為在所有人當中，以努力控制困難或情緒性痛苦的方式重複著過去，似乎是一個心理上

的需求。因為心理上的發展會涉及到困難和痛苦，這是一種強迫性的重複（compulsion to repeat），而移情在人類經驗中將無所不在。在古典的心理分析中，心理分析師和病人之間的關係，由一種異常的緊張形成了移情——即可能發展成移情式精神官能症（transference neurosis）。這種情境下，接受心理分析的人會觸及對心理分析師一些重要記憶、思考、衝動和衝突的客體表徵，並構成她情緒疾患的核心。在與分析者的關係中，病人將描繪這種衝突的細節。同時此個體在心理分析中將會用盡與人們互動時的其他特質模式——其反映著病人的人格結構，這種結構是面對童年衝突時被發展出來的反應。

在心理分析的整個過程會出現緊張是因為病人躺在躺椅上，而且沒能看到沉默的分析者。這些技巧會降低病人對此時此刻的現實感覺。進一步來說，病人的自由聯想才可能將潛意識的想法和感覺帶到意識裡。這個過程經由分析者對於病人將浮現到意識層面的緊張給阻斷、和潛意識移情感覺等現象作詮釋而更有幫助。簡言之，心理分析師支持強迫性重複的行動。在心理動力式心理治療中，治療師有時沉默，有時使用詮釋。這創造了一種環境，即在意識移情反應中有多於在一般關係的緊張，雖然他們比心理分析中的移情性精神官能症少一些緊張（見表 8-1）。

表 8-1　影響移情發展的因素

- 病人對於重複過去的需要
- 精神治療師的禁慾
- 來自病人相關的自由聯想
- 對於防衛的詮釋
- 移情的詮釋

在心理動力式心理治療中的移情

112　　　在心理動力式心理治療中，對於移情的發展和了解是治療師重要的工具之一，它是一種誘發活力的方式——在諮商室裡頭——能了解病人的困境，和對於所存在的環境給與意義化的深層解釋。事實上它是區分心理動力式心理治療和其他形式治療的一種過程。

　　有些重要的觀點認為：移情是病人記得他所忘記存在於潛意識和心理痛苦來源的方法。在對精神科醫師治療的大眾化諷刺性漫畫裡，病人會以劇情化方式戲劇性地回憶起兒童時期的事件。在現實中，這樣的回憶發生於仔細努力地研究一些長遠遺忘的小記憶之中，有時候則反覆經歷過去的一部分，而那是他們現在於移情式關係中出現的。透過移情，病人可以發展出對於他過去所經驗狀況的了解，也了解在此時此刻是如何的經驗生活。

　　透過病人所使用的防衛機轉或思考模式，許多病人的心智活動忠實地保持了在意識層次以外的潛意識。因為移情通常涉及長遠的遺忘，以及部分關係的衝突，病人通常想拒絕包括其中的感覺、思想和記憶，而且抗拒心理動力式心理治療師和逃避治療。如果有效的利用移情能產生治療的成功結果，則這種阻抗式的移情想法就必須被了解。

移情的形式

在第六章曾討論過工作或治療式聯盟的構成，以及病人對於挫折的反應常是構成移情的第一個徵兆。當移情進一步的發展，在病人身上就會出現許多的形式。每一對病人與治療師團隊中，移情關係的經驗是獨一無二和令人感到吃力的。新手治療師通常事先不曾經歷過如此強烈的情緒，就像愛、性驅力，有一種挫折的經驗，是對於那些提出貪得無厭的要求，或者宣稱自己有多無助的個體，會感到強烈的厭惡，甚至於憎恨。這些個體看起來像是內科病人，只為了要求減輕他們的疼痛或治療他們的疾病，而前來接受治療。

如果新手精神科醫師沒有思考有關於精神科醫師和其他專科醫師間角色的對比，就會面臨到這樣的情況。在醫學治療上，為了有助於處遇的效果，除了醫師將自己當作病人許多強烈感覺的對象，並且允許病人去經驗將醫師視為造成其痛苦來源之外，沒有其他的形式③。治療師在回應這些強烈情感時的感情表現（反移情）也同樣的強烈（請看第六章）。

心理動力式心理治療師必須發展出將移情當作治療工具的一種自信。新手治療師常害怕如果協助病人形成一種移情，會傷害了病人。事實上，治療師是處在一個深入探索的階段中，透過研究調查，探索病人的心智是怎樣運作著，以及病人如何能達到心靈的平靜。

對於移情的處理

在對初期的移情失望之後，病人和心理治療師會去討論並且建構出工作聯盟（至少在它最開始時形成），心理治療師必須能敏感於許多由病人起頭的互動。雖然這些互動表面上似乎是工作的內容，或者為了促進治療而做的調查，病人可能會在現在使用一些如過去曾存在的互動模式，且以強迫式反覆方式來反應。病人對治療師形成並表現移情反應。

通常在治療上遇到這一點時，病人會開始表現對治療師的好奇，或者抱怨治療師對病人所呈現的壓倒性問題做得不夠。其他的時候，病人可能表現對於精神科醫師在心理治療中的努力缺乏興趣，或者聲稱精神科醫師已經做了太多，這個治療不需要再繼續。任何的反應都有可能出現。

在這個時候，一些必要規則的設定將有助於心理治療師來處理移情。治療師必須了解病人對於治療師的想法和感覺，同時不要讓自己將病人的批評當作是抽象經驗的一種中立性評論。為協助病人了解移情且發展出處理它們的能力，精神科醫師必須要直接指引病人去注意在她思考中這個方向的問題。治療師會要求病人去描繪她對治療師的想法和感覺④⑤（表8-2）。這會集中病人和治療師的注意力，對於移情能產生更仔細的圖像，就像以下的例子所見：

> 一個男子在他三十五歲左右，因為逐漸增加的焦慮而
> 來接受治療，同時間他的太太正懷有第一胎的身孕。在六個

表 8-2　在心理動力式心理治療中利用移情

- ◆ 帶來過去的活力
- ◆ 協助過去歷史的回憶
- ◆ 協助了解在所有情境中個人的反應

月之後,正當他的太太接近預產期時,他開始談論到當她分娩時要中止治療。他聲稱精神科醫師已經協助他很多,現在已經可以回到他的生活,同時也表達了感激和讚美之意。但是精神科醫師認為這個男子仍因許多的衝突而具有些困擾。這些困擾妨害了他了解其在學校、在工作及在與親密好友和愛人人際關係的潛在狀況。精神科醫師也感覺他已經將這些傳達給病人了。精神科醫師相信,在移情式的背景之中停止會談,是一種阻抗——一種逃避進一步治療的方式——並沒有掩飾病人潛意識衝動和害怕的本質。

　　精神科醫師直接引導病人去注意他的移情,要求他:「你說我已經給了你相當多的幫助,而且你很讚美我。告訴我你現在對我有些什麼樣的感覺、想法。特別是當你知道我覺得我們應該還有些狀況要再一起處理時。」那時候病人回應出他真正感覺到的是氣惱,因為他認為精神科醫師的問題是一種侵犯。精神科醫師要求他詳細描述,再一次強調他有興趣知道病人視他為一個侵犯者的感受。在精神科醫師以平靜的方式回應這個問題時,病人表現他相信精神科醫師不是真有興趣於協助他,而是為了自己對於治療研究的興趣才糾纏他。當精神科醫師技巧性的指出先前病人顯然並不情願表現出這種想法,而且醫師想知道病人是否有覺察到在治療的處理中有進一步的問題。這引發了

病人對精神科醫師一連串的抱怨，並且伴隨著先前隱藏的
生氣。

116

如果將這些搬上檯面，卻沒有受到精神科醫師的指
責，那麼病人就會再繼續接受治療，接下來的兩年，重點
都將集中在他與他專橫、自我本位父親的關係上，一些根
植於早期移情反應的回憶。

在這個例子中更重要的是對移情的注意，以及當移情作為
一種阻抗方式時，進一步於繼續進行的心理治療中揭露被病人
允許的內容。精神科醫師並不能在沒有評斷的安全和中立的氣
氛裡去忍受和探索病人的感覺，這種治療會失敗而且過早的結
束。

作為阻抗的移情作用

在心理動力式心理治療中，病人常常會頑固的拒絕認知和
探索他們的移情。他們宣稱對治療師的感覺是相當美好的，且
不需要進一步複查，同時他們瞬間和不重要的感覺是不值得去
研究的。在這種情況下，探索特殊病患的移情性質時，有些治
療師會向病人描述移情的模式，這是與病人交戰的第一步⑥⑦⑧
⑨。

這種模式所包括的概念是心理治療為一個特殊的情境，是
持續進行的一般事件歷程的一個階段，被允許以一種更戲劇性
和醒目的形式發展。但即使病人正在經驗的是真實的，即使很
難顯而易見，誇張的說，移情的情境仍然是跟隨著人類心理的

原則。我們會將過去關係中的一些感覺和想法轉移到眼前的這個關係，這些感覺在心理上的感官裡是非常的真實，包括治療師實際上的行為。不管是什麼刺激了這些感覺，在心理治療中去考慮它們都是有用的，它們可以用來彰顯出病人的困境性質。以下就是這些觀點的例證：

> 有個非常聰明的女性，是一個物理科學家，在她先生的堅持之下很勉強的來接受心理動力式心理治療。她先生發現她逐漸表現疏離而且有不適當的情緒。在最初的時候她對她的女性精神科醫師宣告說她不相信精神病學，且堅定的拒絕治療師為解釋和了解她的困境而做的所有努力。心理治療師嘗試要她的病人參與來了解她對於治療師的感想，但並沒有成功。病人指控精神科醫師糾纏她。實際上她的移情是如此的強烈以至於很少有機會能發展治療性聯盟。幾個星期下來，精神科醫師都對病人解釋前面所描述的情況，即使知道她的堅持，在病人感覺起來可能像是一種難以取悅的人格特質。最後病人批評她的先生在她看來是一個非常固執的人，就像是她那個愛逞威風的父親。病人試圖對她的精神科醫師逞威風，將她視為如病人先生一般的敵手。從那些過程，病人將移情反應利用得更好，也就是將它作為自我了解和治療進展的一種手段。

這個例子證明了一項重要觀點，就是治療師的性別在移情裡會與相對性別的對象相聯結⑨。實際上，如果移情完全被了解，對病患來說，精神科醫師是被病人作了心理上的聯結，可能成為父母或者是受其愛與恨情感的對象，就像下面的例子：

一個五十歲的女性因為對其成年的女兒要離開一事在適應上有明顯困難，而來接受心理動力式心理治療。在接近成功治療的結束階段時，她告訴治療師她經驗到他所給的愛，和當年長大成人時母親給的愛是一樣的。她感覺到治療師協助她面向生命新階段的要求，即要她放棄與女兒的親密聯結。她回憶到母親以前協助她忍受並放棄與母親之間同樣的聯結，那時她正要離家去上大學。精神科醫師並不認為這單只是一種愛慕或欣賞的語句，而認為這混合了移情與新的感覺。因為他的病人已經學會了處理在治療中發生的移情，他注意到當他們走近結束時，她會對他產生如對她母親一樣的感覺。他詢問在心中是否有其他關於對母親的感覺，她就坦露了曾因母親和父親讓她離開家而產生的憤怒。她記起她對於孩子要離開而感到的憤怒，以及生氣她的精神科醫師允許他們的治療工作走向結束。病人對於父母親以及孩子感到生氣，現在變成前所未有的注意焦點，且透過移情的作用而能更深入的了解。

要掌握的是病人再次獲得能力去了解和接受她對分離的生氣，以及混合了她對母親、父親、對孩子以及對任何不管是男性或女性，只要是容許分離的人所產生的生氣和愛的感情。

移情是複雜的，它跨越了性別，涉及超過對一人以上的感覺經驗，而且涉及強烈的正向和負向的感覺。進一步說，雖然移情可能受此時此刻所發生的事情而引發，它應該要被探索；因為這是可以研究個體的過去經驗如何影響現在的一個機會。

心理動力式心理治療簡明手冊

性慾和攻擊的移情

極度的移情裡，正向或愛意的感覺通常會涉及到性慾的期待，負向或攻擊的感覺會涉及破壞和憎恨的願望。這種強烈的感覺象徵了個體再次經驗到那些在兒時心理發展危機階段裡與父母、手足和其他重要人物間首次經驗到的事。它們在移情中呈現是因為強迫性的重複將它們帶入與心理治療師之間的關係，如果處在未經治療和大量潛意識的狀態中，多數的案例都會出現這種情形。這些感覺會透過治療師的介入而帶到意識裡，治療師會技巧性的檢視病人在思考上對於移情掩飾的機轉。這將容許更詳細的探索心理上的痛苦和塑造病人人格的共同因素，並將其情緒意義化。

以下的例子說明性慾和攻擊的移情：

一個二十五歲的男子在完成盼望中的教育，而開始著手從事他的生涯時，出現了憂鬱和焦慮，並且發展出恐慌的症狀。他接受心理動力式心理治療，在六個月之後，發現他自己有些討厭他的女性精神科醫師。在治療期程中，他開始報告出一連串的夢。在夢中他遇到許多女人，但全部都不吸引他。精神科醫師注意到他來談時開始有非常講究的打扮和修飾，而且開始提到有許多的女人喜歡他，有許多成為他的性伴侶。精神科醫師懷疑在幾次機會上病人會嘗試告訴她，他是多麼受她吸引，並注意到每一次在治療期程中他的打扮都在改變。經過這樣的努力後，病人承

120

認他發現她非常具吸引力，而且想知道如果和她出去會是什麼樣子。隨後有兩年的時間，他出現對精神科醫師非常強烈的愛意和性慾求表現，而且在她拒絕他的約會時表現暴怒情緒。

這樣的情感一直聯結到第三年每週兩次的心理動力式心理治療，才讓病人領悟到這像是一個孩子般希望母親完全屬於他，而且希望父親不要出現。他來接受治療是由於對著手於自己的生涯感到害怕，這可以被理解為是不情願進入到成年人世界中，與成年男子競爭那些在潛意識中象徵母親的成年女子的愛。他開始了解兒時對於母親的期望在自己身上引起了極大的焦慮。

移情的修通（working through）

一種先入為主的強烈移情感覺同樣可以被病人用來作為一種防衛，藉以逃避了解在治療中帶給他的困擾和衝突。通常在某些案例中，強烈移情的發展是一種機會，經過幾年以上，可以去了解和修通病人早期基本重要的生活經驗。在許多的疾患中，特別是那些傳統上由心理分析師稱之為精神官能症者（neuroses），主要的經驗都涉及對於父母具有強烈愛意和恨意的伊底帕斯情感。在這些案例裡，移情可以為諮商室中強力組合其思考、情緒和行為的朦朧認知帶來一些活力。治療師協助病人去認知、了解和掌控願望與衝動，在意識層面上認識他們自己是什麼模樣：不再是具有所有強烈慾望的小孩子。這個歷程是透過修通而來。

即使發生過修通的歷程，嬰兒式的衝動可能再度被發現藏身在潛意識中，而且導致精神上的衝突和痛苦。成功的心理動力式心理治療目標是使病人對於在接近治療結束時期，參與自我探究（self-inquiry）上有所準備，以改善接下來的心理上的困擾⑩。當移情發生且已被小心探索時，病人將可能在維持和掌握健康觀念上增加到最大的限度。同樣的，病人在探索的進程中將可以掌握一些自我探究的技巧，這在治療的結束階段會有進一步的滋養。

當「沒有」移情時

有時候在與病人的關係中要認定移情主題可能會有些困難。移情是一種無所不在的現象，而可在深入治療中被界定，且提供給病人更多的自我了解，所以怎麼會有臨床工作者報告說「沒有」移情存在呢？

一個最好開始的地方就是記得「沒有」移情本身就是一項移情。病人會告訴精神科醫師說在他的感覺裡，有關他的人際生活，也許如早期關係一樣沒有存在著什麼要點。當治療師將她自己置身於這種狀態時，她可以開始小心地尋覓移情的徵兆。通常它是來自治療師對於病人的反應形式。如果原來在一個有意義的治療性對話內容當中，則特別的反應不會被覺察到。有個例子有助於澄清這項工作。

有個四十歲男子因為他無法發現想要結婚的女性而前 *122*
來求助，很快的，在持續治療幾個月後他忘記了現在的這

個抱怨。當精神科醫師問這個病人為什麼在他表達了沒有什麼可說的感覺後，他仍然持續每週兩次來接受心理治療。他回答說：「因為你是專家，在諮商中你告訴我我需要這種形式的治療。」治療師隨即注意到病人可能對她有些感情，自從她建議這項治療而他也前來作治療，但幾個月來其實沒什麼可說的。他只說她是專家而且他非常接受她的勸告，以及覺得他很幸運地能被第一個轉介給她。

治療師開始對於這個反應感覺到不舒服，不管什麼時候她詢問病人對她或他們的工作有什麼感覺時，病人的反應都是重複的。最後，即使病人出現同樣的性情和真誠的反應，治療師仍開始感到被指責和無助。她想知道是哪些原因讓病人希望她有這種感覺。根據動力心理學，她獲得的指引是這個病人通常都會去戲弄和刺激長他四歲的哥哥，最後她開始對那段關係出現較多的詢問。很重要的一個狀況，就是病人在他的童年生活中，有好幾年都感覺到無助和愚蠢。接下來治療師想知道是否她所產生的被指責和無助的反移情感覺，是病人將他與哥哥的關係傳達給她的一種方式。治療師這種內在沉思，接著就會出聲來詢問，病人不只會認為她是對的，同時也會忽視在意識上覺察到她的好意，而且經常感覺她是想將他駁倒，讓他感覺自己是愚蠢的。但他現在知道這是一種移情。有幾個月他們處理的焦點都在對於這種從哥哥移情到精神科醫師的解釋。最後，病人對於他童年與哥哥的關係有較多的了解，也了解這如何反射在許多他成年時期的此時此刻關係中。

■ 參考文獻

① Freud S: The dynamics of transference (1912), in The Standard Edition of the Complete Psychological Works of Sigmund Freud, Vol 12. Translated and edited by Strachey J. London, Hogarth Press, 1958, pp 97–108.
② McLaughlin JT: Transference, psychic reality, and countertransference. Psychoanal Q 50:639–664, 1981.
③ Bird B: Notes on transference: universal phenomenon and hardest part of analysis. J Am Psychoanal Assoc 20:267–301, 1972
④ Halpert E: Asclepus: magic in transference to physicians. Psychoanal Q 63:733–755, 1994.
⑤ Ogden TH: Analysing forms of aliveness and deadness of the transference-countertransference. Int J Psychoanal 76:695–709, 1995.
⑥ Brenner C: Psychoanalytic Technique and Psychic Conflict. New York, International Universities Press, 1976.
⑦ Gray P: Psychoanalytic technique and the ego's capacity for viewing intrapsychic activity. J Am Psychoanal Assoc 21:474–494, 1973.
⑧ Loewald HW: On the therapeutic action of psycho-analysis. Int J Psychoanal 41:16–33, 1960.
⑨ Raphling DL, Chused JF: Transference across gender lines. J Am Psychoanal Assoc 36:77–104, 1988.
⑩ Norman HF, Blacker KH, Oremland JD, et al: The fate of the transference neurosis after termination of a satisfactory analysis. J Am Psychoanal Assoc 24:471–498, 1976.

■ 建議書目

Cooper AM: Changes in psychoanalytic ideas: transference interpretation. J Am Psychoanal Assoc 35:77–98, 1987.
Freud S: Negation (1925), in The Standard Edition of the Complete Psychological Works of Sigmund Freud, Vol 19. Translated and edited by Strachey J. London, Hogarth Press, 1961, pp 235–239.
Sandler J, Dare C, Holder A: The Patient and the Analyst: The Basis of the Psychoanalytic Process. New York, International Universities Press, 1973.

9

反移情

COUNTERTRANSFERENCE

反移情（countertransference）是一種治療師對病人的情緒 *125*
反應。在歷史上，反移情被限定的意義，是指治療師對
病人發生的移情，這可視為是對病人本身移情的一種回應。就
像所有的移情一樣，治療師的反移情是潛意識衝突的結果，那
些是屬於治療師自己而非屬於病人的未解決衝突。這種反移情
會在治療處理中遮蔽了治療師的判斷。

反移情有許多的方式。通常它們肇因於治療師生活中發生
的事件，這些事件使他敏感於病人聯想中的某些主題。例如治
療師生活中的成長階段——包括的主題如性行為、成就或年老
等——可能影響治療師對於病人所言的想法。所有強烈的移
情——性慾、攻擊、貶抑、理智化或其他——都會成為刺激治
療師覺察他自己過去的要素。精神科醫師在訓練中可能感受到
訓練要求、工作量或不斷循環的開始和結束的推拉，並且發現
「所有」他的病人都想過同樣的主題，就是那麼剛好符合治療

139

師所關切的事。當每一個病人似乎都談到了工作過度或者生氣、悲傷時，治療師可以反映這些感覺，探索這個主題是被他自己所選擇的，而不是屬於他所有病人主要的議題。最後，在訓練中最普遍的反移情議題是發生在當訓練結尾階段，治療師和病人處理結束時。對病人而言，那就是治療的結束；對治療師而言，它是治療的結束也是生活的開始，通常會伴隨著同伴的離開與失落感，同時也會有新成就的感覺。這複雜的情緒相互影響會導致病人對於結束的經驗過度看重，就像下面的例子：

126

> 有個年輕的治療師準備好完成訓練並且搬到新的城市去，他出現了悲傷也出現相當有成就的感覺。有一個病人正計畫結婚，治療師關切病人可能做了一個不好的選擇而且行為過於衝動。他關切到有些事情可能會發生而毀壞了病人的生活。治療師尋求其他同事討論他的感覺。同事傾聽並且說看起來病人做了一個合理的決定，病人曾談到有關治療是如何的幫助了他，而且他將會懷念。那個晚上治療師做了一個夢，是有關於在七月天裡下雪的情形。他思考這個夢並且回憶起一個有關於父親離開他的鮮明記憶。父親在治療師三歲時的十月份離開，而當時治療師正處在生病的危險中。病患前來求助，而治療師了解到他看到的是自己對於分離的焦慮以及透過病人來「遺忘父親」。治療師於是從他對病人的過度關切中舒緩下來，而且也更有能力傾聽病人，以及體驗他自己對於成功及希望的感覺。

> 在這個案例中，治療師開始在病人身上看到他自己所關切和害怕的事，以及他對自己的成功所出現的防衛性對抗有關自豪和成就的感覺。由於聽錯重點（如焦慮）以及

127

錯過重要的主題（例如成就、競爭和成功），他對病人的傾聽會變得扭曲。治療師適當的尋求同事的意見有助於反移情感覺的處理。

最近，反移情這個字眼不斷被用來描述治療師於治療情境中對病人所有的情緒反應。如此的反應可能對於問題了解上具有潛在的阻礙或者潛在的幫助——它是了解病人的一項好工具。臨床工作者必須首先透過觀察自己內在騷動的情緒反應，而注意病人主要衝突的議題。臨床工作者接下來就可以透過自我分析來探索這些感覺，就像從潛意識中反射出來，也像浮現了原本隱藏在病人的語言、行為或幻想中的相關內容。就像以下的例子：

> 有個孤單的中年教師以一種矯揉造作和有距離的音調陳述著她工作夥伴對她的批評，以及有關她治療師的許多不適當之處。「我並不想告訴你，」她說，「我感覺到你非常遙遠而且沒有付出任何的注意。」治療師在這個反應中感覺到這個批評是有距離的、討厭的和使他痛苦的，而且想要防衛他的工作。短暫的移情裡，病人聯想到她對於家人在情緒上感覺到距離。她感覺到缺乏愛、未獲得賞識，並且受到批評，尤其是來自她母親。她描述結果自己變得退縮，進入一種長期的情緒孤獨。她對每一次的戀愛都感到失望，並且評價她自己是否足以獲得愛、溫暖和親密關係。治療師思考著病人是如何的採用了她母親的吹毛求疵以及情緒隔離的姿態，來防衛她長期以來渴望的價值和讚賞。現在，看到這裡，治療師了解他自己被傷害的感覺和

128

退縮，像是病人長期以來對於受傷和因應疏離方式的一種
翻版。

　　反移情，簡單的說，可以提供一個機會。新手治療師特別
會在遇到具有敵意的病人時貶低他們自己。面對他們自己對能
力的關心、對於督導批評的害怕，和對於學習一項新技巧的焦
慮，新手治療師會感覺對自己受到具有敵意性病人的貶抑的傷
害感。面對他們自己所關心的能力、對於督導批判的害怕，以
及對於學習新技巧的焦慮等，初學者會感覺受到病人對他們缺
乏經驗或不適任的指控所襲擊。病人通常會傷害他們治療師的
感情，常用各種方式激怒他們。不管病人對治療師的情緒反應
是正向或負向，拖延得太長而超過表面上看起來的可信程度，
會轉移對這種實際上重要而無所不在的移情的注意。前面提到
治療師會感覺到厭煩、無用的和防衛。但這種特殊性情緒烏雲
的光明面，是治療師有能力去了解他的經驗就像是病人一生情
緒狀態的回聲器。受到批評和被貶抑、不被愛、不可愛的感覺
給破壞，病人會以冷漠和吹毛求疵的姿態退縮回兒童時期，來
隱藏和保護她受傷害的感覺，以及對於親密感的渴望。心理動
力式心理治療師觀察到他自己的情緒反應和評價，以及他處理
這些時就像是病人經驗的一扇窗戶。通常治療師的反應愈強烈
或甚至是困窘時，他們愈會反映出屬於病人的具決定性、隱藏
性和衝突性的狀態。

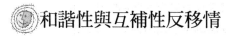
和諧性與互補性反移情

　　反移情反應有兩種：和諧性與互補性①。這些反應符合一種對於病人情緒反應的認同或者對病人過去生活中某個他人的認同（通常是父母）（表 9-1）。在臨床上簡單的描述，治療師被喚起受傷的、被貶抑的狀態時是屬於和諧性反移情（concordant countertransference）——治療師體驗到對於病人情緒狀態的同理。如果治療師抗拒痛苦、貶抑等和諧性的認同，而且與反應性的批評和自我防衛的敵意對抗，他體驗的是一種互補性的反移情（complementary countertransference）——採取病人過去生活中一個重要的立場。在這個例子中，臨床工作者會扮演起批判的母親，融入了病人部分過度粗糙的意識。

129

表 9-1　反移情反應類型
129

反移情反應類型
◆ 和諧性：治療師經驗到和同理到病人的情緒狀態
◆ 互補性：治療師經驗到和同理到病人生活中重要他人的感覺

　　反移情中有相當大的情緒力量，在治療中重複出現的互補式反移情，會逐漸損壞原本仁慈的、中立治療狀態的基礎，而不能協助重新處理病人那些嬰兒期的衝突。反過來說，利用反移情來塑造和報告詮釋的部分，可能是治療工具中較有力量的，就像以下所顯示的例子：

　　　　在治療後的幾個月，那個壓抑的和情緒隔離的教師描

述在先前的階段中曾對於她決定不結婚而感到的痛苦悲傷作防衛。她堅持說所有的男性都具有支配性和虐待狂。事實上在她所有的工作中，她都感到失望和被剝削。在非常努力的奮鬥之下，她才向治療師證實在自己生活中的性幻想包含了被具有支配性和吹毛求疵的男人所虐待。於是治療師指出病人這種自我實現預言。先有這種被虐待的性慾念，病人潛意識中尋找那些誘惑她又背叛她的男人，而這樣的情節會重複許多次。病人落入一種突然的狂怒，因為他的「詆毀式」詮釋而對治療師攻擊。治療師感受到她兇暴性攻擊的刺痛。他感到生氣、防衛，以及有種模糊的罪惡感，因為也許他的處遇不夠機智，而且包含了一種不禮貌的攻擊。治療師包容他的反應且沉默的思考著。然後可以說他領會到病人要能清楚有關她自己對性的渴望是多麼困難，也許，病人在她的敏感之外，曾體驗到治療師就像那些曾與她有親密關係卻又虐待她的男性一樣，迷人但態度傲慢。病人同意這樣的整理，同時第一次詮釋也曾激怒她。

病人依戀著鬱悶的念頭，即所有的男人都是虐待狂。因為如果允許自己的幻想生活被塑造成一連串不名譽的事件，那會痛苦。治療師開始思考有關於他第一次的詮釋裡，曾經包括對衝動的同理到形成和解放等建構，以及被病人頑強的憂鬱、失敗主義和頑固冷酷的人性看法所激怒。對於自己的攻擊性過於感到罪惡感，將使治療師落入一個陷阱，也會阻斷在心理治療中將衝突變成有利的方式。治療師同時經驗到和諧性與互補性的反移情，認同病人所經驗的憂鬱、無助和挫折是和諧性狀態。他對於病人的生氣、

-------------------------------- 心理動力式心理治療簡明手冊

痛苦和受傷害狀態的煩躁，被認定和病人過去生活中主觀上具批判性和輕蔑的父母一樣。對於這兩種情況的容忍和處理，都有助於對高負載的移情—反移情狀態的詮釋。

病人常常以精緻和明顯的方式讓他們的治療師感到失敗。這是讓治療師知道他們是如何受阻於那些在治療中曾經出現的生活失敗的一種方式。讓治療師的最大努力挫敗，同樣是表達與治療師競爭的一種方式。治療師是被他們妒忌，且視為具有力量和較少困擾的人。新手治療師對被督導喜歡，並中和她自己因缺乏經驗而焦慮與罪惡感受等的需求，是與病人要難倒和挫敗治療師的需求相爭不和的。

非常病態的、敵意的和攻擊性的病人會危及他們治療師的自尊，這將引致反移情式的憎恨②。通常這種憎恨會被治療師的無聊感和退縮給隱藏起來，也會偷偷希望病人會打斷治療。就邊緣型人格、精神病以及自殺的病人而言，治療師這種秘密的希望，事實上會惡化病人自殺的可能性，因為它構成了拒絕和放棄的態度。

有經驗的臨床工作者學會採取一種人性的狀態，和稀釋治療性的熱忱，以保護對立於這種特殊危險的移情—反移情情勢（transference-countertransference situation）。有個情形必須注意的，也就是必須了解即使擁有較多技巧的臨床工作者，也從來不能完全掌控治療的成功，以及在一般移情式的攻擊中保護自己：「如果我的治療是失敗的，這將會證明你——身為治療師——是失敗的」。對於有經驗而曾經成功處理治療案例的臨床工作者而言，要抵抗這種對個人專業自尊的壓迫，比較容易。對新手治療師來說，記得這種移情是極端現象而且不會只

132

是表面上的價值是有幫助的。每個治療師在她的生涯中通常會從那些在治療最後變得很好的病人身上，不斷聽到這樣的事情。

包容及處理反移情需要涉及一種治療師在功能上的分割。治療師同時發展出一些反應、特別的感覺和忠實的自我觀察，以及特別的規則——在進行了解反移情感覺時，指望著形成有用的詮釋。對治療師而言，去注意和包容發生於病人挑釁中的苦惱感覺是很重要的。當處在這種憤怒情感的支配下，避免作反應也是重要的。病人通常會從治療師的音調中獲知她的情感狀態。一項精確但是憤怒式的詮釋可能會被感覺為重複了早年的創傷，而取代了有益的治療。

在意識上努力去尋找和諧與互補的反移情，對於支配情感而言是一項重要的技巧。當處在移情的刺激中，病人會將治療師分配到一個壞人的角色裡，就像病人過去生活中出現的壞人一般，治療師將要努力與互補性反移情奮鬥。然後治療師為了回到病人一般的情緒狀態來探索，就需要去搜尋一種和諧性的感覺狀態。通常它是病人的一部分，即感覺受到病人自己內在守護神的攻擊，而那曾經是分配給治療師的角色。

> 一個明艷照人且善於社交的精神分裂症女性病患很溫和的抱怨說：「我最近一週來兩次，當我去市街的時候就失約了。我想要中途中止契約，或者另外再找其他的治療。有時候我會來這裡是因為我沒有一個親密的關係，而現在我仍然沒有改善。」她同時以一種緩慢的音調抱怨治療師是個偵察者，可能會不誠實而且傲慢自大，因為她對於病人的不滿總是維持一種鎮靜的外表。這種對治療師的技巧

133

和倫理的攻擊讓她有強烈被羞辱的感覺。她將自己的反應
當作是耽於回憶有關病人描述她如何經常在母親的信件、
電話和來訪後的感覺來處理。她的母親經常批評病人的每
一種現象：衣著、姿勢、頭髮的顏色、手指、朋友、住處
和生活風格。透過這些思考，治療師評論有關病人的過去
經驗中被貶抑的感覺，以及想了解是否病人曾覺察到她感
覺到的憤怒，既然她以這種間接的方法——以緩慢的、草
率的音調來表達她的憤怒。病人同意她常常不允許讓自己
真正的生氣。在意識上，她經驗到自己是無助的和被剝削
的。治療師有能力使用這種處遇發展出一幅病人在她家庭
中的經驗，以及這個家庭是如何的被攻擊性所掌控的景象。

　　在這個例子中，治療師被分配為一個具有剝削性的壞人，
感覺到一種強烈的敵意在互補性的反移情中。她可以包容和處
理這些感覺，並且發現讓她回到和諧狀態去認同病人困境的方
式（表9-2）。

表 9-2　　反移情的處理
134

治療師應該：

◆ 警覺他自己在發展和生活上的議題
◆ 不要扮演病人感受中的人物
◆ 不要設定反移情
◆ 利用反移情來協助形成詮釋
◆ 利用反移情的憤怒去了解病人的敵意
◆ 解釋自己的情緒反應作為病人動力的線索
◆ 面對邊緣型的病人，透過聯結移情與反移情來診斷其自體與客體
　影像的分裂情形
◆ 當經驗到互補性反移情時也去搜尋和諧性的反移情

上面的例子中，在企圖解釋和解除移情之前，先了解和解除負向的反移情是很重要的。在解釋病人的敵意時，治療師會感覺到他自己進入病人的處境，以了解及清楚是什麼誘發它的方式。如果只是指出病人的攻擊性，在一個脈絡之外，通常會被病人經驗為一個無助的批判者或攻擊。

⑨反移情用在處理邊緣型人格違常的病人

134　　　反移情會在一些診斷分類中浮現典型的模式。在邊緣型人格違常的病人群體中，他們很不容易朝向自己和在生活中重要他人整合出自己的愛與恨的感覺。典型的狀況是，在心理動力式心理治療的過程中，邊緣型的病人會表達出對他們自己以及生活中其他人正向和負向的印象。通常這些印象表面上表達時是分開的和連續的，而不是一組整體情感的複雜性混合與矛盾的感覺。治療師的反移情感覺可能構成令人迷惑的、不相連序列的情緒反應③。這些感覺是病人的非統整性和廣泛不同的性情、自我表徵，以及與治療師有關的情感問題的結果，就像下面的例子：

135　　　　有個邊緣型的病人在許多治療階段裡抱怨著她情緒上的孤單、憂鬱、性壓抑和失業。她生長自嚴謹的宗教性家庭，病人必須專心一致進行嚴格的意識控制，充滿著對於罪惡的詛咒及母親嚴格的宗教禁令。在許多階段中她曾描述對母親批判的害怕感覺，病人呈現了一個夢，是有關她母親站在一個桌子前面用責難的態度指著躲在桌底下的病

人。在下一次階段的會談中，病人要求治療師對她解釋她的症狀。她堅持在看完這個月的所有會談後，治療師應該對她的案例有一個完整的了解。治療已變得太過冗長。她懷疑其他形式的治療可能較好而快速。治療師首先經驗到一種突兀的罪惡感，因為她不能對病人的案例呈現一個完整的結論。治療師希望她可以做到立即緩和她對病人的生氣！然後突然間發生在臨床工作者身上的是她現在正處於病人通常遭遇的情境──就像在夢中──「躲在桌子底下」，而病人扮演了操控和威嚇的母親影像。

在這個例子中也可以看到，邊緣型的病人在不同的時間扮演著她重要關係中的不同片段。今天她可能是弱小的、有罪惡感的小孩，明天她可能是操控的和具威嚇性的母親，對自己分派了小女孩的形象，以她所有受到驚嚇的感覺來面對她的治療師。連續表現的是移情的不統整片段，並造成反移情，然後有助於治療師以她自己的看法來統整呈現給病人。對於這種類型的病人，治療師必須跨時間的思考，以及從一種感覺狀態到另一種的感覺而來處理反移情。這些感覺會在治療師內心出現，可能是相當不同或有分別的，但仍需記得去了解病人精神上的 *136* 現實感。

其他的反移情

當然，許多其他類型的反移情反應不但令人苦惱而且是防衛的。對治療師而言是令人厭煩的，通常一個反移情的徵兆是

病人具有很難處理的衝突，以及很重的防衛感覺和衝動，常有憤怒的情形。病人有需要保護的感覺可能是一種病人真實情緒脆弱的徵兆，謹慎和機警成為必然的結果，但它們也可能是潛意識的移情—反移情中的一部分，共謀來避免在病人身上應該被提出的衝突。治療師此時此刻會以個人化和具體化去思考，會廢棄了他的角色和他的治療契約中探索病人衝突的源頭和動力性，而陷入反移情的陷阱。

自戀型的病人常認定他們的治療師是超人。他們的治療師必須忍受誇大的讚美，沒有太多的困擾，同時避免沐浴在太多的喜悅之中。兩種都可能阻止治療中的探索和面質。性慾念移情（erotic transferences）會刺激性慾念反移情（eroticized countertransferences），這對於初學者而言，在忍受和處理上經常有許多的困難。通常這種治療師會感到受困窘和不能對督導描述性慾念的感覺，且可能無法認知到這些感覺如何能成為一條大道，用來了解那浮現出來的性慾（通常是伊底帕斯情結）或防衛性的攻擊主題。通常愈高度的性慾念移情和反移情是不容易在治療師的概念中將它認知為包括真實的性慾感覺。性慾念感覺是治療師一種全能感覺的表達，以及在治療性關係中他的希望和對於分離和攻擊的害怕。一般來說，這些反應需要以誠實和尊重的態度來忍受，因為它的價值在於能夠提供有關病人的衝突和早期生活的溝通訊息，而這些都是治療性的財富，可被用來供應詮釋之用。治療師利用反移情的能力若是增加，則是其治療技巧增加的一種徵兆。

治療師對於個別心理分析和督導的需求

　　心理動力式心理治療是同時存在著回饋和高度要求的工作，在心理治療師自己的潛意識和意識期望、害怕與衝突中翻攪。若沒能對自己有深入的了解是不可能真正的把這工作做好。佛洛伊德④認知到這一點，特別是欣賞那些在他之後，不只接受訓練而且依序定期出現的心理分析師。他同時指示進行自我分析。他建議這項是因為他感覺到在心理治療中處理某個病人的潛意識過程時會形成在某人潛意識中的合理化和反射。所以如果不能認知和了解，可能會傷害精神科醫師有效工作的能力。今日這些勸戒常常被忽略，但並不是沒有影響力。

　　進行個別治療或心理分析，特別是當治療師忙於心理治療性的工作時，可以非常有助於治療師發展認知和使用這些反移情的技巧。當然，也有選擇作很少心理動力式心理治療但是想帶來少而穩定的病患量的精神科醫師。對於這樣的臨床工作者，投資在個別心理分析或即使是動力式心理治療，可能在這個領域中與他們的努力是相對稱的。雖然這樣的自我了解是無可替代的，但也可以由一個在心理分析或動力式心理治療的專家，來督導專業上的偏差。進一步說，在這種情況下，精神科醫師可以學到繼續發展的反移情困難以及可承擔起個別治療。*138*
另一方面，規則性的督導可以驗證他的資格。

■ 參考文獻

① Racker H: Transference and Countertransference. New York, International Universities Press, 1968.
② Buie D, Maltsberger JT: Countertransference hate in the treatment of suicidal patients. Arch Gen Psychiatry 30:625–633, 1974.
③ Kernberg OF: Transference and countertransference in the treatment of borderline patients, in Object-Relations Theory and Clinical Psychoanalysis. New York, Jason Aronson, 1976, pp 161–184.
④ Freud S: Analysis terminable and interminable (1937), in The Standard Edition of the Complete Psychological Works of Sigmund Freud, Vol 23. Translated and edited by Strachey J. London, Hogarth Press, 1964, pp 209–253.

■ 建議書目

Gabbard GO,Wilkinson SM: Management of Countertransference With Borderline Patients. Washington, DC, American Psychiatric Press, 1994.

Giovacchini P: Countertransference Triumphs and Catastrophes. Northvale, NJ, Jason Aronson, 1989.

Maroda K: The Power of Counter-transference: Innovations in Analytic Technique. Northvale, NJ, Jason Aronson 1991.

Searles HF: Countertransference and Related Subjects. New York, International Universities Press, 1979.

Tower L: Countertransference. J Am Psychoanal Assoc 4:224–255, 1956.

10

夢
....
DREAMS

佛洛伊德曾經稱呼心理分析的夢是「通往潛意識最大的途 *139*
徑」（royal road to the unconscious）（①, p.100）。臨床
工作者在心理動力式心理治療中利用夢，提供精神科醫師許多
機會去協助病人發展出對於心智如何運作的了解（表 10-1）。
同樣的夢允許開業醫發展出對於病人一些典型的思考、感覺、
防衛和阻抗方式的了解①②③④。他們提供了一個窗口，讓一個
人可以瞥見對病人的生活經驗而言，屬於重要核心的潛意識意
念和記憶⑤。夢的解析（dream analysis）是協助病人發展持續
自我探究（self-inquiry）技巧的一項重要方法⑥。

表 10-1　在心理治療中利用夢的目標
140

* 澄清防衛機轉和阻抗
* 協助定義和說明移情
* 將病人的潛意識動力、衝突和記憶意識化
* 協助學習持續的自我探究

在心理治療中使用夢

■ 向病人介紹對於夢的使用

治療的早期，在對初始問題探索出現逐漸增高的防衛反應之前，夢可能非常能夠透露出病人的核心問題和衝突⑦。在治療開始階段，夢的詮釋應集中在夢境經驗的表面──明顯內容，就像在真實夢中的幻覺一樣的顯露（表 10-2）。進一步說，在治療的開始階段，心理動力式心理治療師強調的是病人最近的經驗，而甚於過去的經驗，對夢而言也是真實的。治療
140 師將焦點放在夢的日間經驗餘留（day residue）──病人最近的生活成為建構夢的主要材料來源。

表 10-2　在心理治療中利用夢的技巧

140

治療早期

- 焦點放在日間經驗餘留和明顯的內容上
- 定義和說明在夢中的防衛機轉和阻抗
- 焦點放在夢中顯示的移情

治療後期

- 使用夢來指引其潛意識的期待、害怕和衝突

病患要面對的焦點是要承認夢與清醒及真實生活的經驗是相聯結的。病人學到夢可以解釋和了解，這樣初步的了解可以轉而為病人在對更深層和更多夢的潛意識意義、反映著兒時願

- 心理動力式心理治療簡明手冊

望和害怕等內容的了解上作準備。如此，那些秘密的、檯面下困擾病人的問題，會在夢中表達出來，慢慢地被顯露、被解釋、被了解，並且讓病人能夠有把握去揭開那些層層疊疊的意義⑤。以這種看法，夢同樣可以成為病人去「玩」（play with）和了解心智功能的模式。

例如，有個年輕單身的女醫師在醫學受訓中享受著極大的成就和愉悅，直到她第一年的研究所訓練開始時。當她必須照顧一些危急病人的時候，她經驗到焦慮感的增加。儘管她曾具有顯赫的學校成績以及不錯的知識訊息累積，她仍體驗到自己不適任此作業要求，並覺得知識太少而不足以成功完成她的工作。因為這樣的原因，她開始為期六個月每週二次的心理治療。

有一天她被安排去照顧一個有致命性傳染性疾病的病人，經過極大的努力仍然死亡了。在醫師照顧這個病患時，有其他較有經驗的住院工作人員和這個受訓醫師一起工作，並保證她的努力會受到很好的指導。但是對她而言，在自己的心裡頭感覺到她對於病人而言是失敗的。當晚，精疲力竭的她陷入深沉的睡眠當中且夢到她自己一個人在陌生的地方，一個她不認識任何人也沒有任何熟悉事物的城市。她感覺到困惑。接著感覺到害羞，因為她感覺自己應該要順應並且發現自己的方向。她注意到她靠近車站，所以決定進去查查她究竟身在哪裡。她想應該可以找到書店買一本指南。她認為自己應該決定如何處理這件事。然後在夢中她有較舒服的感覺。

第二天她開始進入心理治療的期程，描述她對於病人

141

而言具失敗的感覺。很快的，她回憶起她的夢和報告了上面提及的相關內容。首先在請她報告對該夢的想法時，她的精神科醫師實際上覺察到他的病人在其治療進程中要處理夢的內容有困難。她說這提醒了有關她對於前一天病人死亡的反應。精神科醫師問這有什麼意義，她說當病人來到她的病房時她感覺到困惑，而且對於這些感覺感到羞愧。精神科醫師評論到這顯現她夢到的是她對於這些感覺的反應。他同時指出這個夢以特殊方式呈現出解決困難感受的方式：即她嘗試要找她的出口。她報告說研究和讀書有利於她在生活中立足，由於她是一個醫師，她也一直是個專注的學生。從治療期程中對於她已經享有的在醫學院的經驗做了一些聯結。

■ 在治療中期利用夢

在上面已經討論的案例中，大約六個月之後，那位受訓中的醫師在對具有批判性要求的病人作回應後，產生類似具有混淆和害羞的經驗，而且她再度提到了完全相同的夢。這一次精神科醫師對他的病人有了較好的了解。他現在知道這個病人對於使用她的技巧活動上感到衝突，特別是當這些技巧拉住了她的注意時。她所喜歡的風格是隱退和沉思型的。所以當他們討論這個夢時，精神科醫師提醒：她像是製作那個夢的——可以說像是一個編劇——曾描繪當有其他的選擇時，自己像是個迷路和混淆的人，尋找著書店。他想知道把她自己分配成這樣的角色會有什麼好處。這個時候病人知道一些她自己的防衛機轉和阻抗現象。她報告說她之前不想視自己是一個行動者，或是一個稱職的

人，看起來會太炫耀且使她成為注目的焦點。她防衛機轉
的特質，是安靜的、沉思的和不活動的，她的人格核心是
透過夢而具體化。因此，結論和說明是：這個夢可以對治
療的焦點提供一個速記。事實上，接下來的七個月中它保
持了治療中的焦點。

■ 在治療後期利用夢

上述病患在治療後的一年，許多時間是埋頭於接受醫
學訓練，選擇避免變成注意的焦點，特別是當她與男性同
事一起工作時。這樣的偏好同時也澄清她對於她男性精神
科醫師的移情。在她的社交生活裡，她傾向於害羞和退縮，
想法上較老舊。不只是這樣，她常感覺到與男性朋友相處
有不安全感，因為她覺得不能以風趣和熱情的方式自娛。

這一次，當她出現與其中一位病人類似的經驗，也提
到同樣的夢時，治療師決定要求她對這個夢做一些聯想。
實際上，他已經對於她在第二年的治療工作中所報告的一
些夢有些處理，而這一次他處理這個反覆出現的夢。他問
她對每一個夢境有什麼想法──例如，想知道當她描繪那
陌生的城市、火車站，以及對想像中的書店時在她自己心
中有什麼想法跑出來？這時會有些關於這個病人過去的新
訊息跑出來，就是她感覺了解到她是誰以及在她身上什麼
事會發生。當問到有關火車站時，她對夢的這個部分的聯
想是在七歲那年每個夏天都要到火車站，去鄉下參加夏令
營。她記得那些時光裡她的母親經常都是淚流滿面的。她
補充說道，這些事已經好多年沒有想過了。

她對於這些回復的記憶感到驚訝，並以過去從未出現

過的方式說著她與母親的關係。她的母親已經退休，她曾鼓勵病人去努力讀書成為一個學者。但她的母親發現當她的女兒——這個病人——變成一個好動和具侵略性的少年時，這個願望變得困難。她的母親從來沒有預期過她會獲得大學獎學金，然後離開家。雖然她母親誇大的表示認可，也同樣表達著她過度悲哀著失去她的小孩。病人回憶而且發現這種極端的困難。實際上，當她保持親近而去回應她母親隱蔽的訊息時，病人感覺到兒童時期一種與母親分離時的衝突。然後病人注意到在重複的夢裡，她是那個夢的製造者，她不想要引起那種大可直接接近或在一起、具有男性氣概的英俊陌生人的注意。她同時也注意到這種相同的害羞抑制了她與其男性治療師的交談。

在處理她的夢時，病人學習到去利用她在想像方面的能力，以及去做更多的自由聯想。她了解她真正想要的是什麼，以及那些願望是努力要進入到意識之中的。在病人前來的下一年裡，她了解到在臨床情境中的混淆和害羞是由她對母親的感覺而引發的，就像她最後要成為具有行動力、主動性，以及吸引包括她的男性治療師在內的男人一樣，是充滿衝突的。

在這個案例中，重複的夢說明了早期夢的材料可能包含了一些病人人格特質動力核心的線索，並且將夢的材料用來做為心理動力式心理治療的進展方式。利用那明顯的內容和日間經驗餘留，隨後就有機會去了解移情和防衛機轉，最後，有機會去探索心理治療更深入時，所顯露出來的潛意識願望、害怕和衝突（表 10-2）。當然，在這個案例中，處理夢可以提供病人

心理治療上一種組織者的角色——一個新概念可以類化的地方,以及在她的治療中以不同方式浮現起作用的新觀點。就像任何一個例子,夢被選中,因為它通常是澄清者,在許多案例中夢發生的形式是隨機的,處理它們時愈少系統化,結果在了解上愈少戲劇性。不過,它可以作為使病人透過利用心理動力式心理治療中出現的夢而來獲得了解的指引。

將夢當作是潛意識衝突的指引者

　　在心理動力式心理治療中有關於夢的其他特質是當最初運用的防衛變得更隱晦之後,夢會成為防衛和阻抗的澄清者,而能被了解和被中斷。因為這樣,治療師將能夠使用夢作為在定義主要的潛意識慾望和衝突時的指標,當它們浮現在意識中時,就像以下的例子:

　　　　一個男性病人在他三十歲的時候正接受第三年心理動力式心理治療。他覺察到他的需求在於和有權威形象的男性競爭,反映了他和父親競爭於獲得母親注意的感覺。這項了解特別明顯的與日俱增,因為他最初的抱怨是有關一般在社交抑制的感覺,特別是對女性的害羞。有一晚,在與一位特別喜歡的女性結束性交約會後,他夢到和他的男性治療師一同前往一個化裝舞會,他們都穿著蘇格蘭裙,看起來像個強壯的蘇格蘭人。

　　　　治療師要求他對在夢中他們兩個人看起來的景象做聯想。病人報告說這個夢並不會使他太驚訝,至少有一部分,

146

因為他的治療師就是一個蘇格蘭人！當他進一步思考這個夢境時，他說他看待治療師是具有力量、典型的強壯男子，而注意到他有時候的白日夢是有關於他多麼希望像他的治療師。他聯想這些感覺和他通常對父親的感覺是一樣的。接下來病人注意到他自己的不同，雖然那件裙子由男性穿可能仍有男子氣概，但至少當他想到要穿上它時，他的裙子則是相當女性化的象徵。然後他說他想到自己和父親，原本的相似性總是會轉變成為不同，也就是他覺得自己像是個弱者，而父親是一個強者，他想到自己像是個不強壯的男子，在一般方式中他通常會逃避社交機會中的異性戀。特別當他感覺具有強壯、有力和性吸引力的時候。他評論也許這些罪惡感與他對母親的感覺有關，而他需要去逃避那些他可以與女性有性接觸的情境。

147　　　在這個案例中夢打開了潛意識衝突一個新的層面。病人利用他對於夢的了解照亮目前出現的衝突和他過去的行為模式。對於病人的夢做澄清，可以澄清性慾的聯想，指引低階防衛在治療的時候運作，然後有益的潛意識材料可以被防衛得很好。當材料非常豐富的時候，治療師必須能有所調整以避免進行得太深。較深入的討論應該配合治療中所有的成分，而不只是發生在一個夢裡。同樣的，一個清晰的夢應該不要去逃避，因為它是指引出病人已經準備好接觸新主題的一種方式。

將夢當作是移情的指引者

在心理動力式心理治療的任何時刻中說明具有移情性質的夢是重要的。移情的特質包含愛或恨、熱情或憤怒、無聊或興奮、性慾望或想逃走的期望、合作或對立的精神等感覺。注意並且去解釋夢，可以將洞察帶入到移情當中⑧。以下兩個例子將呈現在心理動力式心理治療歷程中對處理夢的臨床技巧的澄清。讀者應該回顧在治療初期中對於夢的討論（第六章），以及在那個時期裡對於夢的特殊處理。

案例 1 在治療的第一年裡，一個中年女性抱怨她的心理治療都沒有幫到她什麼忙。她報告一個有關於她是一個小學生的夢。下午時她和同學在學校裡玩，當他們正在玩時，天空忽然變得非常暗。隔了一些距離中，她看到老師向他們這群學生揮手，但病人不能理解老師想要溝通什麼。

在引出其日間經驗餘留之後，病人的精神科醫師要求她描述夢中的每一幕有什麼想法進入她的心裡。病人注意到在夢裡，她不能了解老師嘗試要溝通的是什麼，接著，雖然她已經很不願意說，她感覺到她的精神科醫師努力溝通的事她也不了解。由此發展出對於精神科醫師和病人關係的討論，討論重點放在病人對於治療師既不了解她，又沒有能力說明的那些感覺。這使精神科醫師重新努力去了解病人對於已經了解的事的擔心，於是治療可以繼續往前。

案例 2 一個憂鬱的、焦慮的病人在他四十歲時做了個夢，夢到被一群士兵追逐的情況，那些人以他們的刺刀亂砍他。他躲在桌子底下，好幾個小時之後他跑出來且逃走。精神科醫師要病人說他想到的每一幕或想到夢中的組成內容時，有什麼想法進入他的心裡。病人想到有關桌子的部分，並且注意到它和靠近精神科醫師椅子旁的那張桌子很像。當想到士兵和他們的刺刀時，他聯想到他的精神科醫師在他治療期間抽煙時，經常拿著煙斗工具來清煙斗。精神科醫師問病人是否最後接受了這種犀利評論的感覺，當他在治療的幾個小時中也在躲藏；接續的討論確認了這種感覺。然後病人回憶與其父母間的生活經驗可能是這種偏差的移情感覺。在接下來的幾週裡，當他感覺到受傷害時，病人開始更開放的告訴了他的治療師。因此他們可以了解那些時光對於病人而言的重要，以及了解當病人以那樣方式感覺時，過去的記憶是活躍的。

這些案例包含了那些已經學會夢到底是什麼，以及如何利用夢來深入了解他們自己的經驗世界的病人。當病人發展出這種利用夢的組成份子作為自由聯想出發點的能力時，會有更多的學習，特別是有關移情的部分。這可以大大提升病人對於個人內在衝突的了解。

將夢當作資料源頭或適應風格的指引者

今日，心理治療中有許多被揭露的虛假的記憶。在心理動

力式心理治療中有時候精神科醫師技巧性發現在病人的夢裡有些關於遺忘經驗的線索可以發展出其重要性，以當作人格結構的組織者。這樣的線索必須是由其他的資料來證實，因為在心理治療的回憶中——特別是夢中——並不確定這樣的記憶比後期的再建構、記憶的畫面或者對事件的期望更真實。同樣的，夢可以提供有關於病人已經發展的適應風格，以及為什麼病人要如此做的線索：

> 有個教授因為他不能滿足於學術上的表現而進行每週兩次的心理動力式心理治療，在他五十歲時他開始談到每一晚夢到有關閱讀的事。有時候他在家中的書桌前閱讀，有時候和學生討論他的論文。有時候他是一個小學生，享受他在讀小學時首次出現洋溢的智慧力量。他持續的作夢。他對於夢的聯想在轉換著，他總是不快樂的結束，有些理由是他無法揣測的。當精神科醫師詢問他對於不快樂的聯想時，病人注意他過去很喜歡閱讀和研究——即使在很小的時候就因此而使他遠離了同儕，他期待能進入一所特殊的高中，讓他可以和其他有才能的學生在一起。在記憶中他必須很努力才能做到。當他到達一間優秀的大學時，他被批准入學，很高興能被訓練為一個教師並和其他相同傾向者見面。

> 這個時候他渴望地回憶起當他妹妹進入到同一所大學時他有什麼感覺。她是一個美麗年輕的女子，非常社會化但不是很專心於學業。她曾嘲笑他是一個書呆子，但通常是很親和的，他回憶對於她疼愛的感覺。然後突然間，在討論與妹妹有關的事時，他開始哭泣，回憶著她二十五歲

150

的時候在一場車禍中早逝。他的反應是即使對自己的研究很熱中，他仍然是退縮了下來。他的精神科醫師注意到所有的事情，覺得聽到了一些重要的題材，但尚不能把它整合在一起。

下一次會談時，病人想知道為什麼他會想著有關妹妹的事，因為雖然很愛她，他相信已經克服了她的過世，並且已經至少有十年不再說和不再想太多有關她的事。他聯想到自己的母親，對他是鼓勵、關愛，在某程度上為他早日成為一個學者的生活而蓄力以待。她曾經說：「生活中有比閱讀更多的事……和許多人在一起……書總是在那，但人不會總在那的。」當回憶這一段時他開始哭泣，再一次注意他有許多年不曾想起有關母親的智慧。在接下來幾次的療程他帶來母親給他的信以及一本他曾保留的期刊，那些是可以證實他們對於這個主題曾有的討論。

這個病人是一個敏感的男性，同時擁有學習和生活的熱情。但整個生活期間，當必須做一項不可避免的選擇時，他會選擇他的智慧，它能讓他在教育和專業上往前推進。對他而言，這似乎可以讓事情歷程是安全的，有更多是在他的控制之下。他所描繪妹妹的意外死亡證實了這個觀點。

接下來，這個病人問自己為什麼在這個時期會變得沒有成就，為什他必須尋求治療，以及為什麼他總是做那麼多有關閱讀的夢，而與不快樂的感覺聯結。然後他領悟到他的兩個小孩也是離開家去上大學。孩子們都有很高的成就，他非常引以為榮。他們是一個充滿愛的家庭，包含病人的太太。這樣的情境下這個教授心裡不禁懷疑：是否他們全部都花費太少時間和其他人在一起，而花太多時間去

閱讀和研究。

這個時候，病人已經非常被治療師和自己所了解。他們可以一起考慮一些優先的衝突，他們了解他曾經發展出來的症狀：對於學術生產力有不安全感。這項心理動力式的會談結果並不戲劇化，但它見解深刻。教授對於他的工作和家庭都有較好的感覺。當他處在衝突中，他可以以意識來了解在心裡發生了什麼事，並以自我意識去決定什麼是他較希望的和想參與的——是要花時間在書上或家庭上。考慮他的夢有時可以使這成功的治療性處遇獲得焦點。

有關治療結束的夢

在心理動力式心理治療結束的時期，有時候會觀察到其他的夢境：有關結束的夢。這樣的夢通常會喚起精神科醫師或病人同時了解到結束可能是妥當的。在這種夢中，病人體驗到她的問題好像愈來愈減退，愈來愈在控制之下，或者甚至可能消失了。她體驗到移情是可以解決的，且可以和精神科醫師之間形成成熟而沒有阻礙的關係⑨。

以下的例子說明有關結束的夢：

有個三十五歲的女性因為焦慮和失眠而開始接受治療。她在心理動力式心理治療進行到第三次時，病人報告她的夢：「我和你一起吃晚餐。我評論我已經不再感覺到焦慮而且也不悲傷。我們剛討論完通常我會出現的問題——即我對自己缺乏的自信。在夢中我記得我感到相當有能

力，當結帳時，我堅持要付錢。我們走出去後，我進到我
的車裡並開車走了。」

對於病人在治療結束期帶來的討論，也就是對組成這個夢
境的內容作一些聯想之事，讀者應該不會覺得驚訝。在一個月
中結束治療的日期就已經被決定了。

告誡的話語

153   這裡有些最後的告誡話語：有些病人並不是特別有技巧的
在處理他們的夢。如果沒有被教導如何做及為什麼要做時，沒
有一個病人可以處理那些夢。也沒有病人可以有效的處理每個
夢。在本章中的例子都顯現出他們清楚的選擇，但如果夢的題
材只有很小的比例可以提供到揭露病人意識覺察之外的歷程
時，心理治療師必須不要灰心。無論如何，在心理治療中，這
種嘗試去意識什麼是潛意識的途徑，是不可缺少的，因為對有
些病人而言，那可能是非常有用的方法，而對多數的病人來說
可能只有一些是有用的。在處理這些夢時，病人可以學會夢是
思考的另一種形式，可能可以在處理衝突領域時與一般回憶的
內容作聯結。對治療師而言，除了學習在了解自己有什麼潛意
識的背景下，去了解自己所擁有的夢之外，沒有更好的方法可
以學到如何處理夢。

■ 參考文獻

① Freud S: The interpretation of dreams (1900), in The Standard Edition of the Complete Psychological Works of Sigmund Freud, Vols 4 and 5. Translated and edited by Strachey J. London, Hogarth Press, 1953.
② Brenner C: Psychoanalytic Technique and Psychic Conflict. New York, International Universities Press, 1985.
③ Grinberg L: Dreams and acting out. Psychoanal Q 56:155–176, 1987.
④ Pulver SE: The manifest dream in psychoanalysis: a clarification. J Am Psychoanal Assoc 35:99–118, 1987.
⑤ Palombo SR: Deconstructing the manifest dream. J Am Psychoanal Assoc 32:405–420, 1984.
⑥ Gray P: Memory as resistance and the telling of a dream. J Am Psychoanal Assoc 40:307–326, 1992.
⑦ Beratis S: The first analytic dream: mirror of the patient's neurotic conflicts and subsequent analytic process. Int J Psychoanal 65:461–469, 1984.
⑧ Stimmel B: The written dream: action, resistance. and revelation. Psychoanal Q 64:658–671,1995.
⑨ Cavenar JO Jr, Nash JL: The dream as a signal for termination. J Am Psychoanal Assoc 24:425–436, 1976.

■ 建議書目

Dowling S: Dreams and dreaming in relation to trauma in childhood. Int J Psychoanal 63:157–166, 1982.
Palombo SR: Dreaming and Memory. New York, Basic Books, 1978.
Sharpe EF: Dream Analysis. London, Hogarth Press, 1961.

結　束

TERMINATION

心理動力式心理治療通常是以開放的形式來進展。精神科　*155*
醫師會向病人解釋：治療的長度是視揭露和解決病人潛
意識的核心衝突，以及病人對於他心理狀態處理的了解而定。
治療可能會持續好幾年。當病人和治療師的關係愈深入時，了
解也會愈來愈多。改變的機會增大——通常，可看得見的辛苦
也增加。

　　無論如何，當病人和精神科醫師同意是到了治療的結尾
時，就是結束治療的時候。在這個時機裡，病人人格中的麻煩
之處似乎可以與病人對自我的主要看法區分開來①。病人曾經
呈現的困難現在已經體驗為不同性質的事。病人已經在各種自
我覺察和豐富的情感態度中學到利用理解力和知覺能力①。

當結束期來臨時的認知

治療師必須記得，病人也需要了解治療的目標雖然是相關但仍不同於病人的生活目標②。治療目標通常依據某個特定時間和特定背景的生活要求和可能性而設定。結束不意味著病人已經達到全部的希望和期待。而是在一段成功治療之後體驗到心理上的痛苦有實質的緩解，且這種緩解都被病人和治療師證實時，病人就進入到治療的結尾期。病人內在的衝突就像其所呈現的症狀一樣已經被解決了，適度的永久行為改變將會發生。

但仍然會有不可避免的失望存在。有些病人會因為年齡或生活環境而失去教育的、婚姻的或工作的機會，即使在內在衝突已經解決了，也不能縮減對於生活不同時期的期望。這些個體，會發展出心理學上的工具來了解和解決衝突，將會了解生活是如何使他們置身於此，也會去哀悼失落的願望和要求。

就像治療接近中期的結尾時一樣，治療師注意到病人能了解她深層的移情及認知到它們存在的不同方式（表11-1）。病人了解對於心理狀態的處理，並且開始利用自我探究作為問題解決的方法之一。雖然不必然全部都能夠在這些方面有些改進。這些改善可以透過治療師的觀察，以及病人對於其力量和衝突解決的覺察而觀察到。

表 11-1　心理動力式心理治療結束的標準

當病人

+ 體驗到症狀的緩解

+ 經驗到不同性質的症狀

+ 了解他（她）的防衛特質

+ 能夠了解和認知他（她）的移情反應特質

+ 持續進行的自我探究當作是解決內在衝突的方法

在這個時期，病人和治療師沒有什麼要一起做的，沒有新
題材出現並且沒有呈現任何新的阻抗。反而是病人可以日復一
日利用他已經學會的事而有生產力地工作著。理想上，病人會
提出有關結束議題的討論。如果已經很清楚是在結束的狀態，
病人會避免講到任何有關的話題，治療師必須將這種情境視為
對抗結束的一種防衛來處理。通常當病人提出結束的可能性
時，治療師將會花一些時間傾聽，讓病人開始這新的方向。讓
病人開始這新的方向。治療師傾聽在這個主題下升起的新議題
和衝突，並且需要判斷是否這是一種阻抗，或是真正的滿足了
治療目標而有正當理由來做結束。最後治療師需與病人的意見
一致：「是的，看起來我們可以結束這段治療時間。」這也會
對治療中關心的事展開一個新系列的思考和感覺，且將會開啟
治療結束的一個徵兆。結束的日期透過相互同意而訂定。當治
療已經進行幾年，結束期可能在幾個月以後，有時至少需要六
個月。

治療結束期的作業

對病人和治療師而言，在結束期當中有四個主要的作業（表 11-2）：

表 11-2　結束時的工作

158

病人部分

* 回顧治療
* 經驗和掌控分離和失落感
* 再度經驗和掌控移情
* 開始自我探究

病人與治療師

* 確認治療令人失望之處、其限制和不成功的部分
* 討論未來治療的可能性
* 討論未來的計畫

■ 回顧治療

病人回顧治療，包含他的病史和衝突，且把希望寄託在已經學到的事情。結束的景象中包含自我意識努力去反映給治療師，有關病人帶入治療中的是什麼，以及在治療歷程中學到有關病人人格和發展經驗。這個過程幫助病人以一種很有成就的光景來完成治療。

158　　　回顧過去病人和治療師一起完成的工作，通常是非常具有

意義的。對於治療師在此過程中所做的事，病人經常會經驗到一種驕傲、力量和感謝的感覺，這個回顧也可以提供給病人未來自我探究時的好處，提振病人了解自己的「目錄」。

■ 體驗對於心理治療和治療師的失落感

在結束期，病人體驗到分離的經驗是人類現況的本質和沉痛的景象——失去與一個非常有幫助的人的關係，以及那經常被知覺為具有親和力與了解力的人。失落的經驗會成為其他成長的機會，透過在這種經驗的覺察，來辨認有關移情現象的感覺；治療師通常也會在這個時候感覺到失落——一種失去同伴和工作生活中成功的部分。在這個時候，小心地注意到反移情的感覺是很重要的。治療師可能會透過逃避病人以任何形式呈現失落而犯錯，或者接受失落感覺的完全地事實。在任何的例 *159* 子，當治療師和病人處在相互自我尊重的背景下，移情的成分可能不小心被過度看待。

■ 再度經驗和掌控移情

在結束的背景中，病人的症狀經常會復發，回到舊有的移情模式以及與治療師互動的風格裡③。治療師應不用吃驚或過度沮喪這樣的可能性。這對於病人而言，可能是練習新近知道技巧和知識的一個機會。並且，分離的經驗會喚起新的和非常重要有關於失落的近期移情成分，能將兒童時期的移情景象神奇似結合。

■ 增加自我探究技巧以做為問題解決的方法

病人現在開始接手治療師的功能。在最好的情況中，這將

變成一種長期生活過程中的自我探究。病人在自我探究方面增加了相當程度的練習，以解決現在已知或未知的內在衝突。這個過程需要治療師小心指導和協助病人，透過不去阻礙和解釋移情式的阻抗來鼓勵這些自治式的努力。

不管病人多有能力或多麼忍耐，移情的感覺仍會把病人處理其治療的能力弄得很複雜。病人感染了治療師權威式的父母形象，尋找她的智慧和前景。精神科醫師可以指出這種殘餘的移情感覺阻擋了病人提高能力去思考有關於他（她）自己的獨立性，而不評價的協助病人，就像下面例子的說明：

> 一個三十五歲的教授因為在維持親密關係上有困難而來接受治療。在治療的三年之後，病人在工作上的功能已較好，並且準備結婚。結束的日期定在六個月之後。當精神科醫師建議病人回顧他在治療中學到什麼東西時，病人突然間變得非常有距離，且表示相信他是以正確的方式在喊停。他感覺回顧是一個理智上的挑戰，可以不接受。這種移情的反應很快被病人和分析者認知到，保持距離的行為會帶著他進入治療，而且他通常用此來保護自己。然而這是移情經驗首次引導他去感受他理智能力上的抑制。認知這種舊有移情的新形式後，病人開始回顧過去的治療，並且能夠澄清有關他自己必須結束與精神科醫師的關係所產生的悲傷感覺。

心理動力式心理治療簡明手冊

在治療結束期令人失望的事

　　失望是生活中的一部分，也是結束期中重要的經驗④。病人（和治療師）必須了解有什麼是從不存在的。治療師必須認知並且承認他自己對治療的極限（表 11-2）。對治療師失望的源頭是來自於對治療師在治療中處理病人的能力，和處理一般性結束議題能力的失望⑤。　　161

　　這個時候治療師不想結束治療是因為對他已經完成的事情感到失望，或者因為對於病人的治療所產生意識或潛意識上的罪惡感。在成功的治療工作上，對病人的情感，和治療師給與病人熟練的技巧等觀感⑥都可以抑制治療師在結束期間認知和行動的能力。這可能透過治療師視其他形式的失望圍繞在結束此議題而經驗到。治療師自己對其他分離和失落經驗的抵抗可能會延宕結束，並且會造成治療師過度看待病人的獨立能力。在所有的例子中，治療師必須小心解釋他對失望的觀感。

　　某些結束的情境中可能是因外在事件而形成一些需要；也許是因為治療師是一個輪值服務的新手，或者是因為他在臨床工作治療的長度是有限期的，或者由醫療保險而決定的限期。當然病人可能也會不管治療師是否有好的工作表現，單方面且過早斷然做出結束治療的決定。在所有這些情況中，治療師都可以清楚感覺到在結束期參與上的困難。治療師的潛意識抗拒去結束，在一些案例是非常多樣化的，可能增加結束期的複雜度。結束期最重要的是為了更能協助病人，治療師的需要要轉換成他自己的內在過程⑦。

在結束期，治療師必須準備好機警的和具支持性的討論，並忍受治療的有限性，去準備病人要面對真實的未來。病人可能會問：「我是不是不會再感到焦慮了？」病人通常會用某些形式，提起這樣的議題：「如果我需要更多的幫助呢？」精神科醫師必須協助病人了解這個問題中移情和實際的一面。病人對於未來計畫可能確實的包含了當生活環境改變或新的問題產生時未來繼續治療的目標。

162 　如果進一步治療的需要很清楚，而且已經被討論，但病人不能探索這個領域，治療師必須去除病人對於適時照顧他（她）自己健康的抵抗。病人希望逃避進一步的治療，或過早再加入一個新的治療是需要在結束期中注意的事情。這通常對那些已經接受長期治療而且在最後階段之前確定被告知結束過程的病人而言，是有幫助的。有些時候在治療停止以後，病人仍然會感覺到她在統整那些結束期中一些有意義的現象。只有當病人完全自足時，這種屬於獨立的感覺才會出現。就像前面說過的，治療師對於失落和失望的觀感會成為做結束的一種阻礙，直到它被修通。以下的例子說明這個要點：

> 一個精神科的新手已經完成他的學士後訓練，並且開始獨立的實習。他已經治療一個中學老師有兩年的時間，這個老師來接受治療，是因為在工作上必須接觸年輕孩子而過度焦慮。雖然治療並沒有完成，但即使是精神科醫師為了能在私人場所中持續他們的治療工作而降低費用，病人仍然明白表示他無法負擔得起。臨床上診察病人時會有一個策略，就是分派新手接下全新的深度治療個案——那些人在過去是沒有接受治療的經驗——所以不大可能很快

就完成病人的心理治療。在結束期間，醫師和病人的工作
會很困難。病人實際上會回顧他們曾經一起完成的是什麼。

　　對醫師而言，很清楚的需要成就更多的事。醫師發展
出一種非常悲傷的罪惡感，甚至有強迫性洗手的症狀。他
去看臨床醫師──一個有經驗的心理分析師，這個人安排 163
他接受非常有技巧的資深心理分析師的心理治療。這個精
神科醫師很快了解到他罪惡感的基礎在兒童時期經驗，而
且他的感覺狀態會使病人要抓到自己有關對未來治療上的
感覺時，顯得更困難。實際上，病人感到悲傷和被困住，
就像治療師一樣。當治療師明白所有這一切，他與病人的
工作會改進，病人可以決定找一個週末的差事，雖然他仍
然不能付出治療師已減少的費用，這個病人計畫存錢在未
來能重新開始作治療。

當治療不成功時

　　到目前為止被討論的案例和情況都是以快樂收場的。也有
一些案例並不是那麼容易處理的。治療師必須決定治療將不再
繼續，並且這個結束是必要的，或者病人必須決定要作結束，
不管對於那些阻抗或逃避不利的解釋為何。在這樣的案例中，
病人、治療師可能不只是失望而是相當生氣──有時候氣對
方，有時候氣自己，有時候是氣那些使他們對成功結果抱持期
待的理論、承諾或者指導。

　　並沒有一個簡單答案可以回答怎樣的情境是容易掌握的。
清楚的說，治療師去處理由病人表達出來的失望和生氣是非常

重要的事。若有可能，應該幫助病人了解治療的選擇性或治療情境。對沒有經驗和有經驗的心理動力式心理治療師而言，都有一個普遍性的問題，因為他們將治療放置在太高的價值位子，他們向病人傳達如果治療不去處理，則會出現失敗的這個概念。實際上，可能沒有方法避免與病人工作時的失敗現象，因為不管治療師如何的中立，如果沒有表達出一些可測量的治療性熱忱和樂觀，心理動力式心理治療從來不會開始。

對非常不成功的治療而言，在結束的階段必須表達一些必要的態度，有助於降低病人的失敗現象。首先，精神科醫師必須記得病人是一個任何時候都在改變的個體，不管特定的人格傾向和心理問題是什麼。治療沒有成功的病人在他們未來生活上有時候可能會有成功的治療。如果治療師了解這個觀點，並且向病人說明，這不只是減輕病患對於失敗的感受，也是提升病人在未來尋求治療的機會。同樣的，仍有許多有關精神科醫師和病人在治療的適配性尚不確知。再一次的，如果精神科醫師了解這個變數，並且仔細地傳達給病人，就會產生一種非失敗的態度，可以使病人尋求不同的治療師作治療。最後，公開討論這些要素，可以引導出意想不到的有關想轉介給其他治療者的申請，或者讓醫師和病人共同領悟到，現在應該是要做轉介而不是結束治療，才是妥當的。就像任何藥物治療一樣，不可避免會有失敗的治療。在這種例子中，精神科醫師表現的支持性、長期的、非教條性的關心態度，可以減少負向的經驗效果和增加未來持續治療的可能性。

當病人不管治療的成功而拒絕作結束時

有時候心理動力式心理治療是令人感到苦惱的，因為治療看起來像是順利進行，但病人從不肯結束，即使是以間接的方式。治療師以指點及付出一定注意的方式傾聽那具有象徵性意義的夢和白日夢，但發現對於為什麼沒有提到結束此點沒有任何的幫助。

在這種情況下，有一個或更多理由，病人通常希望不要結束：由持續進行的治療來滿足一種發源自兒時的幻想；害怕失去已經存在為其幻想中人物的治療師；害怕在離開存在於其幻想中的治療師時出現的直接影響，而且希望現實中得到於其幻想中存在的治療師的長期支持。以下的說明是一個具體的例證：

> 有一個三十歲的生意人因為焦慮和不快樂前來治療。治療中多半的詢問焦點放在早期與父母關係的剝奪，他因自己差勁的情感內在控制、長期具預期性的失望感、經常對於自己的成就感到悲傷而來求助。在每週二次的心理動力式心理治療後三年，他已經比較能了解和調節他的情感，也不再感到特定的焦慮或不快樂。但他從未提到要結束治療。他的精神科醫師想了解這種情況，但始終不知道到底是怎麼回事。
>
> 這個病人有時候可以享受進步的社交生活。現在他對一個同事感到興趣，但提到她已經結婚。起初精神科醫師

對這一點不太在意，但慢慢的，當他的病人對這位女性的興趣轉而變得具有強迫性時，他開始想了解這是否可能與移情是相符合的，以及如何能解釋移情的現象。最後，治療師開始聽到病人可能支持這種想法的聯結，即這位得不到的女性，象徵了治療師（橫向移情）以及病人的母親。治療師開始發展出一個假設：永遠不會有結束，因為精神科醫師被病人視為是一個具滿足性的母親，病人害怕他自己對母親（治療師）的強烈欲望使他們必須分離（結束），在病人這裡對治療師存有一些幻想，象徵了病人兒童時期與母親特定的聯結，是永遠忘不了的。小心確認、詳細討論這個想法，並用來作為明確的解釋，病人就會了解他的幻想。最後他失去對那已婚女性友人的興趣，且開始進入治療的結束階段。這個過程，一直到結束階段的開始，至少要超過一年。

告辭：治療師對於結束的反應

心理動力式心理治療結束階段涉及到告辭，那對於病人和精神科醫師都是具有情緒上的要求。心理動力式關係的富足應該被注意，它是心理成長與發展的基本經驗，對病人和精神科醫師而言，都碰觸到心靈深處。這一對成員對這個成長經驗的投入是不可避免的。對病人來說：治療是被結構好來產生這種可能性的；對心理治療師來說，關係的深入和協助他人的經驗，將以穩固成熟的方式引出新的自我了解和改變的第二次機會。所以在最後時刻，結束期的病人已經受到協助，而能明白

所有有關結束的議題，並與治療師一起來討論，治療師可能可以告別那些複雜和矛盾的情感。

　　結束對於治療師的治療而言是一個很重要的現象。治療師 　　167
對結束的經驗近來在心理動力式臨床工作者和作家當中是一個被注意的焦點⑤。本質上精神科醫師提供對治療的預期，去經驗強烈的反應，他也需特別小心的探索情感和思考間的關係。失去逗留不去的感情、對個人成長的歡愉，以及對於未來與病人再見面的幻想等在結束期治療師身上是很平常的事，且必須私下做了解的。本質上這些感覺會以意識得到的方式認知和了解，當最後的再見說出口時，病人仍需要持續的知道並且必須明確的被告知，從前的治療師是未來潛在的治療資源。如果治療師沒有探索他對結束的反應，就不會產生自信，或者就會缺乏權威感。這並不是說當他們有機會相遇時，從前的治療師不能用一般的方式和從前的病人打招呼。但是精神科醫師應該透過治療終了時的援助，保存未來病人會再回來的可能性以及適當治療性完整的分際。對精神科醫師而言，保存病人對於在治療結束時的安全經驗之完整記憶也是重要的，因為這個記憶在未來病人提出新問題時可以用來當作一種範例⑧。就此觀點，如果對先前那些病人表現喜好，或專業上的忠告，是相當能影響病人對於治療性工作的看法，以及病人在未來治療者協助時的經驗。先前病人表示感激時，可能不會拒絕治療者的某項要求，但是，先前充滿怨恨的病人，則不會回去再接受治療師的協助，或者利用成功治療的記憶當作是未來解決問題的範例。

　　心理動力式心理治療可以透過自我探究，來協助在結束時期的緊張感覺。同時去了解與病人關係上的意義，以及對於治療的有限性變得熟悉，都可以協助治療師反應的過程（表

第11章　結　束 - **181**

11-3）。與學生的討論中，督導通常可以提供洞察力和去除一

168 些孤獨的感觀。個人式的心理分析者或者深入的心理動力式心

理分析，在了解一個人對這種治療階段之情緒的極度反應上是

一種無可計量的協助。

表 11-3　協助心理治療師在治療結束期間的技巧

168

♦ 自我探究的教育訓練

♦ 熟悉心理動力式心理治療的有限性

♦ 接受督導和諮詢

♦ 接受個人心理分析或深入的心理動力式心理治療

■ 參考文獻

① Alexander F: The voice of the intellect is soft. Psychoanal Rev 28:12–29, 1941.

② Ticho E: Termination of psychoanalysis: treatment goals, life goals. Psychoanal Q 41:315–333, 1972.

③ Gillman RD: The termination phase in psychoanalytic practice: a survey of 48 completed cases. Psychoanalytic Inquiry 2:463–472, 1982

④ Novick J: Termination: themes and issues. Psychoanalytic Inquiry 2:329–365, 1982.

⑤ Viorst J: Experiences of loss at the end of analysis: the analyst's response to termination. Psychoanalytic Inquiry 2:399–418, 1982.

⑥ Coen SJ: Barriers to love between patient and analyst. J Am Psychoanal Assoc 42:1107–1135, 1994.

⑦ Buxbaum E: Technique of terminating analysis. Int J Psychoanal 31:184–190, 1950.

⑧ Pfeffer AZ: After the analysis: analyst as both old and new object. J Am Psychoanal Assoc 41: 323–337, 1993.

■ *建議書目*

Beitman BD, Klerman GL (eds): Integrating Pharmacotherapy and Psycho-
therapy. Washington, DC, American Psychiatric Press, 1991.

Epstein RS: Keeping Boundaries: Maintaining Safety and Integrity in the
Psychotherapeutic Process. Washington, DC, American Psychiatric
Press, 1994.

Gabbard GO: Psychodynamic Psychiatry in Clinical Practice: The DSM IV
Edition. Washington, DC, American Psychiatric Press, 1994.

Schwartz HJ (ed); Psychodynamic Concepts in General Psychiatry. Wash-
ington, DC, American Psychiatric Press, 1995.

實務問題之管理

PRACTICAL PROBLEMS
AND THEIR MANAGEMENT

所有治療師在使用心理動力式心理治療時，會遇到一些實 *171* 務上的問題，對新手治療師而言，這些問題常像是一種 立體魔術方塊，看似無解（表 12-1）。這些問題小到從最基 本的——像是選擇辦公室、裝飾、費用、處理醫療保險、提供 電話號碼與排定假期；大到一些困難的議題——像是自殺、有 危險性的病人、是否接受禮物、何時給病人建議、如何處理病 人的疾病、界限（治療關係）、保健管理系統的干擾與如何處 理自己的錯誤。

辦公室：裝飾與擺設

辦公室的裝飾必須是簡單且舒服的，不能太單調、冷漠， 也不能太突顯治療師私人的生活習性。治療師家庭成員的照片

172

表 12-1　心理動力式心理治療共同的實務問題

辦公室裝飾與擺設	藥物治療
危險的病人	打電話
費用	病人的身體疾病
禮物	計畫假期
醫療保險和健康照顧	治療師的錯誤
給建議	自殺的病人

172 應避免掛出來，因病人的移情經常包括對於治療師家庭（雙親、配偶與小孩）的想法。有關這些人的具體訊息，都可能成為病人對於治療師生活幻想的一部分。如果病人有嚴重的困擾，讓病人知道治療師生活的細節也會造成治療師不必要的焦慮。如果病人知道了治療師的生活狀況，反移情反應也會變得更強烈。因為在辦公室擺設家庭照片及紀念品會使病人的幻想可能架構得更接近治療師的真實生活。病人也會覺得以知道治療師外面生活為任務，這樣將使病人很難表達強烈的感情。

治療室的燈光必須夠亮，但不要太刺眼，昏暗的房間容易讓病人覺得誘人，而太明亮的房間可能令人不舒服。治療師應避免坐在桌子後面，病人和治療師都需要一張舒服的椅子。椅子的距離要有親近感，但不能造成干擾。

病人在各種機構中看診，包括醫院或臨床辦公室、辦公大樓或私人治療室。很顯然的，潛在有行動化精神症狀或危險的病人，最好是在醫院或臨床機構中治療，在那裡可以獲得即時的幫助。

利用私人治療室時要有特別的規範，因為在私人診所中，病人可以獲得大量有關治療師的訊息。適合私人治療室的病人

﹍﹍﹍﹍﹍﹍﹍﹍﹍﹍﹍ 心理動力式心理治療簡明手冊

必須在電話中小心的篩選，有暴力史、精神上的移情、合併有行動化之性格問題者，將不適於在私人治療室中看診。這些發展強烈移情、伴隨著較差的自我控制，以及行動取向的病人，經常造成干擾治療師（及其家庭）的生活，造成治療師在治療時的不舒服，甚至無法維持下去。這種病人可能反覆的經過治療師的家、跟蹤治療師的家庭成員，或一般經驗到一種無法抗拒的誘惑來干擾治療師的隱私。 *173*

在電話中治療師可以問求診者下列的問題：

　1. 你現在有什麼問題需要求助？

　2. 你以前做過心理治療嗎？

　3. 你曾因為精神問題接受藥物治療嗎？如果有的話，是哪一種？（這問題的答案可以提供診斷的線索，特別是曾提到過的抗精神藥物。）

　4. 你曾住過院嗎？在什麼情況下？

病人在電話中接觸未來的治療師時，其談話的組織力、明辨性、適切性和一致性，都是決定某個病人是否適合私人治療室的很好線索。例如有一個人從小鎮另一頭打電話過來，且認為急著要見治療師（只因為報紙上報導了一個與治療師相關的工作事項）。這可能不是適合私人治療室的最佳病人，因為這個人正受到快速、強烈、不合理的移情作用所引導。

從精神科醫師或其他適當資源（例如朋友或親戚）的轉介得到治療師的名字的病人，將是適合私人治療室的病人。私人治療室的方便，抵消了可能造成強烈移情作用和隨之而來的防衛及過度自我保護造成反移情的危險。治療師需要維持好家、 *174* 家人與私人生活的安全界限。

費 用

　　治療師在醫院以外執行私人業務，一般按照該地訂定的收費標準。收費必須根據實際的情況，一致的方式是從實際治療開始。很多病人，或許是大多數的病人對於金錢都有衝突，這些衝突將融入心理治療的一部分。金錢經常和依賴、情緒滿足、罪惡感、貪心、失去及權利等主題相關。治療師應引導並澄清和費用有關的話題。

　　治療師對於費用與他們的營業量有不同的看法，醫療保險和保健管理系統間的關係早已糾纏很多錯綜複雜的話題。實際上，持續接受長期心理治療的病患有時被認為是租下了治療師的時段。因此，除非已填滿或再約時段，他們仍得為失約付費。在很多方面，治療師所採取的策略是中立且基本上是恭敬的角度。有時治療師採取道德的角度判斷缺席是否合理。在這樣的情況下，如果認為缺席有合理的原因，治療師會願意做個人財務上的犧牲。如果病人因為失約付費而生氣，就有一個機會去探索生氣的動力，及為什麼治療師要專注於病人的緊急事件。同樣的，治療師採用這些原則，更能根據預知的固定鐘點適當的收費，並因此得以收取較低的費用。

　　這並不是說，如果一個病人覺得收費合理，或覺得這樣做
175 並不會不舒服，治療師就不該設定較低的收入標準。每個治療師應該在事前就決定個人的財務界限，對於一個病人可能會有很多困難的判斷，治療師應該是公正的。工作者也應決定他們覺得自己的專業能力價值多少，好比他們覺得醫生應該奉獻部

分時間一樣。一般而言，治療師每年會去檢討病人的收費。這時，他們可以根據生活成本的增加而做調整；當病人的經濟條件允許的情況下，治療師也可以將原來較低的費用調高。低收費病人常感到自己是幼稚且特殊的，他們也覺得應該要用某種方式來報答治療師，例如不對治療師生氣，這些感覺必須由治療師加以解釋處理。

治療師的收費方式，特別是有關保險、營業量、預計費用檢討和漲價，都應在評估結果後、開始治療前，與病人清楚的討論。如果治療師使用出租時段的策略，需要跟病人解釋為什麼病人沒有來也需要付費，「時數出租」的解釋是有幫助的。有時，鼓勵病人用每月或每年的成本，而不是用每小時來思考代價也是有用的。如果病人覺得可以接受，也可以考慮治療延長時間付費的可能性。對於一個短期心理治療而言，這是一個非常實務的問題，並且能保持住病人對其他醫療過程的期望。

病人總是有權利因為財務上的理由，或對於約定時間與收費方式的意見不同，尋找不同的治療師。在這樣的病患中，治療師應該幫助病人找到其他更符合病人期望的治療師和治療機構。由於衝突和神經緊張所造成的反對意見，可以在進一步的評估中，經由「探索」和「詮釋」來處理。無論如何，因為是在治療早期，病人和治療師還未形成穩定的治療關係，這方法往往不成功。

176

醫療保險和保健管理系統

在目前這種第三者付費和保健管理系統的觀念下，治療師經常要與保險代理者和病患管理者協商。這些情形經常是很複雜的，在許可的範圍，治療師必須能完成報告，但是他必須讓病人自己和保險公司討論與付費。對於資源缺乏的病人，這往往是不可能的。當治療師被要求寫一份病患報告交給保險公司時，需徵求病人的允許，並寫下病人的期望。很多治療師在送交報告前，會和病人一起查看，或至少問病人他是否想看。這些報告不應出現病人所不知道的內容，因為一般而言，這些報告記錄病人的症狀與問題，而不是心理動力的假設與潛意識的歷程。實際上，和病人一起回顧報告是比想像中較沒有麻煩的，有時還會引發重要的對話。

當病患管理者拒絕病人繼續接受治療，治療師要和病人討論這個情況，並討論可能的替代決定。重要的是不管病患管理者的決定如何，治療師要提供病人一些治療建議，及說明替代方案的優缺點。治療師應隨時準備對病患管理者提出申訴，並和病人一起詳細解釋病人的狀況及治療效果。如果病患管理者仍持續不同意，申訴無效，這對治療的衝擊是重大的。病人可能會擔心他的病及其治療的需要。治療師必須幫助病人面對現實的限制和保險業者或病患管理者可能的契約中止。但不鼓勵病人用發洩反應，或變成治療師害怕、生氣或失望的發洩媒介。在尋找適當的保護自我的過程及尋求解決保險業者的拒絕時，治療的焦點最好是著重在了解病人的衝突。

177

🌀 藥物治療

心理治療與藥物一起合併治療是常態，而非特例。這兩個治療策略是互補的，藥物主要是影響症狀，但是對於一般人際問題、社交技巧、影響復健、順從的防衛機轉，及預期的成功治癒是較沒效益的。在藥物治療過程中，移情和反移情的內容必須被仔細地觀察到，病人必須視藥物治療意味著他能「等它作用」，且做為醫師是否有能力的指標。病人對於藥物的選用，可能有特殊的想法，例如：「我媽媽用過這種藥」。這樣的陳述有生理的重要性（例如指出藥物可能有用）和心理動力的重要性（例如吃這個藥可以像媽媽一樣）。這樣的探索對於了解病人衝突和確保服藥順從性上是相當重要的。

醫師在開處方藥時，也可能經歷與病人阻抗有關的反移情情緒。醫師可能會以為病人是拒藥，而不把它視為是阻抗的表達；後者可以產生較多解釋及與藥物治療相關的訊息。病人需要有關指示和藥物副作用的清楚訊息，在選擇藥物和如何持續服藥時，心理治療關係鼓勵一個合作的決策過程。 *178*

🌀 電話連絡

當病人在治療期間打電話給治療師，一般的規則是接電話或立即回話，且仔細的傾聽，並著重在讓這些治療期間的會談簡短，避免在電話中做解釋。在下一個治療時間內要探詢並清

楚解釋打電話的理由。治療師必須了解，這個詢問與溝通是為了要確保界定約定的程序。無論如何，如果是緊急事件，治療師必須以任何可能的方法應對。這些緊急事件可能出現在以下幾種情況：

- 一個有精神問題或自殺的病人。
- 自願或非自願的犯行。
- 病人對自己或他人造成危險，需要動員警力。
- 一個急性的內科危機，治療師需要做一個適當的立即藥物諮詢。

在緊急情況下，直接與立即的處理是最重要的。任何病人對於打電話的可能解釋，應該延到下一次治療，在平靜的時刻再處理。

在緊急情況，也可能在電話中進行一次有計畫的會談；這對於良好發展的治療關係中，病人和治療師彼此了解溝通的術語時，是較有效的。當病人因病情突然被送回家，在治療的緊急時刻，因假期或旅行使會談無法在辦公室進行，或是在鄉下、在海外，沒有就近的資源可以利用，這時電話會談是非常
179 有幫助的。無論如何，缺乏面對面的接觸對於病人的治療經驗與治療師搜集可用訊息方面，無疑是個嚴重的限制。因此，電話會談應該小心地使用。在合理的成本下，電話醫療諮詢如果能合併影音傳送，將可能提供獨特的心理治療機會。在處理災難情境時，電話醫療諮詢曾有很好的效果。

休假計畫

病人應盡早被告知治療師的休假日期，代班的時段應該為那些可能需要他人幫助的病人安排一個同事。生病或緊急困擾的病人可能需要代班的治療師做實際的會談，這些會談應在治療師離開前安排好。有些時候，病人可能需要去見度假中的治療師，但一般而言是不需要，且應該被避免。

病人對於度假的反應提供一個機會來探索分離、獨立與遊戲。治療師的缺席可以觸發病人早期的重要分離經驗的記憶，並提供病人一個機會，有較大的自主性去整合早先的治療收穫及經驗。

自　殺

治療師在成為心理治療專家的訓練中，自殺可能性的評估及預防自殺是主要的重點。在判斷自殺危險性時，詳細的病史是最好的指引。在過去曾嘗試自殺的病人是絕對有危險性的，至少在深度心理治療中，會再有自殺的念頭（假設已在治療過程中探討過重要衝突因素）。而且即使在很久以前，那些真正自我傷害的病人，也要比那些想自殺卻沒有實際行動的病人被評為具有較高的危險性。而自殺想法的歷史應該總是被注意到，且視為嚴重和重要的議題來處理，不能視之為「操弄行為」而忽視之。

在病人治療階段中，為了掌握病人的自殺想法期間，治療師應隨時警覺防備。一般而言，如果治療師擔心病人可能想自殺，明智之舉是坦白地詢問，而不是因為害怕不恰當或傷其心而停止。一個有潛在自殺危險的病人，通常會因為知道治療師是了解、關心，且並不驚訝病人的感受而恢復信心。其他有助益的策略包括：

1. 與病人建立強有力的契約，如果有採取自殺的危險，他將打電話尋求保護。
2. 讓代理治療師時段擴及晚上、週末及假日。
3. 知道病人在緊急時可以快速送往醫療的地方。

自相矛盾的是，讓病人知道治療師隨時準備讓病人住院，對某些病患而言，要花很長的歷程去減緩住院的需要。如果治療師對一個有自殺危險的病人有較高的關注，知道那裡可以找到家人是很重要的。如果病人很正經地考慮並說出一個特殊的自殺行動計畫，治療師必須考慮告知家屬，必要時要編善意的謊言。

有危險性的病人

曾經傷害過他人或對治療師及他人表達過憤怒與攻擊衝動的病人，對任何治療師都是個挑戰。治療師的準則是，不要想當一個英雄；如果有嚴重危險出現，治療師應該告知可能的受害者及有關人員。治療師也需要感覺到自己是在一個能保護自己安全的環境下工作。面對有緊張或威脅性的病人，治療師應

181

　心理動力式心理治療簡明手冊

不要鎖門，且讓病人很難迅速離開。這些病人最好是在醫院、臨床機構或團體治療中接受治療。這些場所可以很容易地得到一些幫助，且病人和治療師會覺得安全，以探索一些足以影響病人暴怒的困難議題。

禮　物

　　是否接受病人的禮物，是一個棘手的問題，在每個實務中都會出現。理想的狀況是不要接受禮物，但是要探索病人送禮物背後的期望與想法。無論如何，對於脆弱的病人，由於拒絕禮物所導致助長低自尊，勝過任何由於拒絕所獲得的好處，處理這些病患需要明智的判斷。特別是在如果了解與解釋禮物的意義變成了治療的一部分時，禮物也可以接受下來。如果病人希望賦予禮物昂貴的意義時，這樣的禮物在倫理上是不能接受的。禮物也是心理治療中維持界限的一般問題中的一個例子。大致上，治療師選擇行動的方向是要讓病人能表達更大範圍的情緒感受，且不要抑制病人的聯想——像病人對治療師而言，所感到特殊的失去的感覺。

給建議

　　心理動力式心理治療師通常嘗試以堅守中立、同理與非指導立場來面對病人；很少有場合或緊急情況出現需要治療師適當地給病人建議。治療師針對病人未明的緊急內科問題提供建

182

議，則是一個正確的給建議的例子。例如，如果在治療中病人表示出現黑色的糞便（建議是腸出血），或有視覺及神經的異常（建議是大腦的疾病），病人可能完全不知道這些症狀的嚴重性，則治療師可以針對如何使症狀減輕，提供直接而清楚的建議。如果病人有身心症狀，可能需要緊急諮詢並與專科醫生協調。例如，一個有大腸腫瘤的病人在將憤怒轉移到她的心理治療師期間，引發內出血。很多這樣的病人出現身心症狀來表達他們的矛盾與衝突。好幾個月，甚至好幾年，直到他們開始從意識層面及口語地說出他們的感情。以上面提到的病人而言，從病人的興趣切入可以提供維持整體健康及安全的環境。

　　病人家庭緊急狀況，包括小孩的危險活動，可能也需要提供建議。其他時候，在病人生活中提供醫療和心理諮詢也是適當的。有時候，指出病人正由於天真或潛意識的自我毀滅，而持續追求投入特別的行動，會讓他們陷入財務和身體健康的危機是相當重要的。

　　所有的事件都需要深思熟慮，有良好架構的心理治療可以處理到足夠的深度，會去探討並了解這些事件的意義（包括醫師的會談）。關於是否要給與建議，特別要記得的是，醫師—治療師的決定，必須在後來與病人一起討論，根據過去的診察，討論意義與重點。

病人的疾病

183　　任何有關病人的病嚴重到需要住院，或需缺席好幾次，應該要直接討論。病人與／或治療師可能想要停止治療，且可以

挪出一些治療師的時間，計畫在稍後再重新開始。對於這些病患，最好的指引是扮演著醫生角色的治療師要隨時保持對病人高度的關心。如果有嚴重的疾病出現，送張卡片到醫院，對於維持治療同盟關係及醫療照顧是個重要部分。

治療師的錯誤

當治療師犯了錯，例如忘記治療約定時間，同一時間重複約診或收費有誤，治療師必須告知自己的錯誤，必要時還要道歉，並探詢病人對這件事的感受。通常病人不會想要承認治療師犯了錯，或不想承認他們因受到忽視而感到生氣或受傷害。治療師也可以利用這些事件，做為自我探尋的機會，以了解這些小事的意義。了解這些反移情態度有時候可以幫助治療師看到一些治療師曾經忽略，卻因為和過去事件相似而反映在潛意識的一些微妙部分。

一般的準則

可能的實務問題是數不盡的，無論如何，一些準則因運用了這些事件的一般管理而出現（表 12-2）。首先，在有健康危險時，不管是對病人或其家庭成員（例如，有暴力的病人及可能發生的兒童虐待），做自己應做的處置；同樣的，在身體的疾病方面，病人可以轉介治療。然後，有關病人如何尋求照顧或逃避照顧的動力歷程，也可以像在討論病人對要求轉介的感

184

受一樣地探討。一般而言，一個實務的問題被處理後，治療師必須把它記住，並在治療中探討。無論治療師採取主動或被動，都需要探討其反應對於病人的意義，並沒有所謂的標準答案。做為一個想要促進病人的自主性、不要讓他們置身於險境、關心病人的醫生，將使精神科醫師朝向與病人維持同盟關係的方向，並允許在後來有機會探索。心理治療師應該記得所有的治療目標：允許病人用更深入的方式，探討她的感受、幻想和行為。這個目標在處理更實務的問題時可以提供指引。最後，心理動力式心理治療師引導出如何在安全的環境中，讓最佳的口語表達出其感受、想法及行為。

表 12-2　心理動力式心理治療實務問題管理的一般原則

184

- 有緊急內科問題時，「做一切你所應該做的」
- 採取或不採取行動都需要解釋
- 表現像一位關懷的心理醫生
- 促進自主性與獨立
- 創造一個安全的環境允許探索

■ 建議書目

Dewald PA: The clinical importance of the termination phase. Psychoanalytic Inquiry 2:441–461, 1982.

Firestein SK: Termination in Psychoanalysis. New York, International Universities Press, 1978.

Reich A: On the termination of psychoanalysis. Int J Psychoanal 31:179–183, 1950.

13

短期心理治療

BRIEF PSYCHOTHERAPY

——次大戰後，在心理治療需求方面有很快速的成長。隨著 *187*
——社區心理健康運動的推行，以及對於健康照顧成本的覺
醒，對於短期心理動力式心理治療的興趣增加了很多。短期心
理治療現在成為每個精神科醫師必備的技巧之一；這個模式要
求治療師面質自己的野心、完整性和任何人格功能的理想特
性。短期心理動力式心理治療著重在衝突地區，引導行為改
變。由於有限的治療時間使治療具有獨特的特性——目標、病
患的選擇與治療技巧。

　　短期心理治療著重在治療病人發展過程中，已經陷入心理
動力衝突危機，並影響到生活狀況的階段。藉由著重在目前病
人最緊急的主要衝突，並且著重在那些對病人生活而言是重要
的衝突上，治療師希望對病人的改變能影響病人所有的成長與
發展。這樣的焦點經常可以找到一組有關聯的主題，包括童年
期從相關的重要他人形成的期望、想像和假設（在很多實徵的

研究，這些範圍最近被稱為是核心衝突關係主題①）。

188 　　長期的心理治療著重在分享過去，而短期的心理動力式心理治療則依賴有利的時機②。這是指在病人生活裡，當他出現強烈且急性的衝突時，是他特別能夠開放改變的時刻。由於是短期的特性，短期心理治療比長期心理治療更依賴病人自己的能力來練習、類化，以及將治療收穫應用到日後發生的更多的例子。短期與長期心理動力治療的重要差別，意味著一旦這些問題（防衛機轉和移情的扭曲）被找到，病人必須有能力練習且修通更多自己的衝突。

　　佛洛伊德原始的分析是相當短期的，約持續三到六個月。無論如何，後來的分析變成更長的過程。Franz Alexander ③是短期動力心理治療早期的治療師。直到最近，David Malan④、Peter Sifneos ⑤、James Mann ⑥與 Habib Davanloo ⑦的治療工作已經形成了目前治療的規範。雖然這些作者所選擇的標準與技巧各有差別，他們共通的地方則更加顯著⑧⑨。

病人的篩選

　　在短期心理治療中，找出重要衝突是絕對必要的。除此之外，病人必須有能力用感覺的用語（feeling terms）來思考，且要有高度動機。主要的困擾愈特殊，愈能用短期來處理衝突⑩；複雜與深層的議題需要更多的時間來處理。病人報告至少一組在她生活中與別人有意義的人際關係，則將會有較好的客體關係和較能容忍被心理治療所引發的惱人的感受（表 13-1）。對於嘗試詮釋的良好反應也是一個好的預兆。Malan 強調如果治療

表 13-1　短期心理動力式心理治療的病人篩選標準

病人

+ 有特定衝突
+ 能以情緒的用詞思考
+ 有高度動機
+ 至少一組有意義的人際關係
+ 對於治療師的詮釋有良好反應

治療師

+ 能與病人做情緒的互動
+ 排除有嚴重憂鬱、精神症狀或行動化的病人
+ 經常要排除有邊緣人格、自戀人格或妄想人格的病人

師不能與病人做情緒上的交流（affective contact），就很難在　*189*
短期心理治療的短短時間裡形成治療聯盟關係。

　　Sifneos 強調著重在天生的戀母情節的重要性——經常牽涉到一些關於成功、輸贏與變「強壯」等競爭的主題。無論如何，其他的作者則允許重要衝突較廣泛的發展起源。雖然疾病本身的嚴重性並不是一個標準，很多選擇標準排除了有嚴重病因者。如果治療師預期有嚴重憂鬱症或精神症狀，或如果這病人可能將他（她）的病情行動化表現（例如，藥物濫用及自殺行為），這種病人並不適合短期的治療，因為在短期治療中無法提供可能必須的彈性支持。另外，投射、分離與否認使得短期內難以形成在短期治療中所需要的治療同盟關係。這種限制意味著邊緣人格、自戀人格與妄想型病人經常無法在短期心理動力式心理治療中成功地處理。

　　問題焦點的選擇是短期心理動力式心理治療評估中最重要　*190*

的部分。除非在評估過程中，問題焦點變得很清楚，否則大部分的治療師不會採用短期心理動力式心理治療。突如其來的早期生活創傷和反覆的行為模式可以指引出主要衝突問題的所在。要尋找的是目前生活衝突和童年生活衝突間的共通點。衝突出現，且可以在移情中被分析的機會愈大，治療愈可能達到成功的結果。通常，超過一個可能的重要衝突會被找到。這時治療師需要運用一些技巧來決定哪一個重點是最關鍵與最容易提取出的，也就是說，治療師要能夠從其他的人格層面中剖析出重點。

重要的衝突應該在評估期結束時呈現給病人，做為建議開始短期心理動力式心理治療的一部分；可以用病人日常使用的術語來說明。Mann 描述造成病人即時的與慢性的痛苦的核心衝突是前意識（preconscious）的，且經常在病人感到高興、悲傷、瘋狂、震驚或罪惡感時被找到⑦。主要的議題建構了治療的互動模式與治療目標。就像下面的例子：

一個四十一歲的已婚男性——成功的中產階級管理者，因為逐漸嚴重的婚姻問題而尋求評估。他描述在過去幾年裡他對婚姻漸漸失去興趣。婚姻不和諧變成了他和老婆關係的重要部分。他有一個十二歲的小孩，他要他自己獨立。當他的兒子和他妻子爭吵，他退縮一旁。他對妻子的性趣比以前低，且發現自己愈來愈喜歡花花公子那一類的雜誌。在探索病人的過去史時，治療師知道病人的父親曾在病人十二歲時自殺，父親曾經做過和病人相似的工作。病人的母親是安靜且保守的，她一直未再婚，直到十年前，當病人開始接受治療時才再婚；她的第二任丈夫在婚後五

191

年死於空難。

什麼是病人可能的重要衝突？一個可能是從親密關係（與妻子）的轉移，而且轉移到一個更自我抑制的方式。病人的兒子接近其父親自殺時病人的年齡可能是重要的，且這可以引導去探索有關他父親死亡的失落感。無論如何，病人也將活過比他父親要長的年紀。另一個不同於失落的重點，可能是他活得比父親長的勝利的感覺。在這個病患中，移情可能是指自己從兒子變成父親的角色，以及家中成員間的競爭。當他看到他的妻子和兒子在爭吵，病人可能重新經歷到自己曾經被母親斥責時的痛苦，修通這個重要衝突可能會出現一個母親般的移情。

因此在這個病患中，可能有潛在多重活動的衝突點，要選擇哪一個是精神科醫師的工作。儘管「選擇」從來都不是件容易的事，有些指引是有用的（表 13-2）。被選擇到的衝突點應該是活躍的，對於活躍的衝突做出「試驗性的詮釋」經常會引出較大的情緒，這是活躍衝突的指標。新手治療師經常忽略病人對成功的害怕，一般而言，強調失去要比對成功的害怕更容易。同時從害怕成功與害怕失去的觀點一起來建構病人的問題會是有幫助的，這樣就不會忽略對成功的衝突。由於時間較短，而且總是即將分開，短期心理治療傾向於強調有關失落的過去衝突。如果這些是伊底帕斯的失落，而不是陷入前伊底帕斯的關係，這樣的治療經常較好探索。在任何一個單獨的短期心理治療，應該只能處理一個衝突。這意味著移情將會環繞著某個人，而與此人有關的重要衝突將被有系統地說明給病人知道。移情的詮釋必須被限制在過去的重要人物身上，避免擴大到太廣泛。造成抑制的衝突特別要注意到。探索導致抑制的衝

192

突區將使病人經歷到能源與活力的恢復，用以解決生活中的問題。

192

表 13-2　在心理動力式心理治療中找出重要衝突

找到衝突

* 探索突如其來的早期生活創傷，以及引發衝突類型的重複行為
* 找到抑制的部分
* 同時要警覺到對成功與對失落的衝突

選一個重要衝突

* 選擇一個在病人生活中活躍的衝突
* 對衝突做一個嘗試詮釋，經常會引出情緒的反應
* 選擇一個與某移情對象有關的衝突

治療期間與結束

　　在短期心理治療的文獻中，大致同意限制在十到二十次，且一星期一次。然而有些病患可以到四十次。如果超過這個數目，她可能需要準備繼續進行一個大於四十到五十次以上的長期治療。治療期間非常強調持續在重點上，當治療超過二十次，治療師可能會發現自己已分歧到更廣的人格分析，並失去問題重心（表 13-3）。

193

　　短期心理治療的結束是非常重要的，因為治療是如此簡短，在病人（與治療師）總是有準備結束的心理。在治療裡，病人經歷到真的失落（指治療關係將結束），也再度經歷一次

表 13-3　短期心理動力式心理治療的療程與技巧
193

* 療程：十到二十次，每星期一次（可以進行到四十次）
* 技巧：著重在防衛的分析、移情的詮釋與重建
* 善意的忽略
* 結束非常重要
* 結束日期與治療次數一般在治療開始就訂好

移情對象的失去。這些失落必須直接用一種正確的方式處理，因為對病人目前生活而言，移情的經驗是像真實且重要的。沒有經驗的治療師可能只警覺到治療師做為一個真實形象的即將失去，可能錯失一個可以找到重要移情元素的機會；從這個移情，病人可以知道並深深經驗到童年心像的重要性。治療師必須記得，這個失去的童年心像可能是悲傷的，但它也可能是興奮的，感覺到一種自由的成長與經歷到一些長期被忽略與抑制的，對世界的選擇與希望。

　　在治療開始時，是否要特別訂下結束的日期，各治療師的意見不一。有些人會先訂下治療的日期，並說明如果有任何缺席，治療師所採取的對策；其他人僅是訂下治療的總次數。一些更資深的治療師讓結束時間是彈性的，僅僅解釋他們將與病人以一種短期與有限的時間會談。設定日期會使一些因害怕而 *194* 依賴（例如強迫症的人）的病人進入治療，並抑制很多麻煩的病人退化。

　　一般而言，訂定結束期端視於一開始，治療師的傾聽分析工作，以及病人自己期望何時結束。雖然，傾聽分析是很難的工作，有一個督導者與有一個特定的結束（日期或次數）可以有助於學習短期心理治療。用這種方式，治療的開始、中期與

結束期可以讓治療師與病人很清楚的走下去，在各個時期的臨床現象可以很清楚地找到。除此之外，雖然設定了結束日期會給治療師壓力——讓病人預期的關心「到時會發生什麼事？」但是它可以讓負擔過重的心理醫師避免因無止境的治療而擔心。

技　巧

　　所有在心理動力式心理治療裡常用的技巧都被用在短期心理治療：防衛分析、移情詮釋與重建（表 13-3）。夢也可以以一種強調焦點的方式運用在複雜的病人。移情的詮釋也總是需要病人的機智與教育，且應以病人了解的程度為考量。有經驗的治療師會漸漸從治療中與病人所使用的語言，區分出一些語言來產生一些對他自己或同事的移情。在十到十二次的療程裡，通常會做出一到兩個移情詮釋。太多的移情詮釋將使技巧變得瑣碎且可能是無效的⑪。在目前，病人不再聽到或感覺到對於過去生活中「關係」的情緒衝擊。

　　對於治療成功非常重要的是使用善意的忽略。很多在心理動力式觀點有興趣探討的部分，也出現在短期心理治療中。無論如何，問題焦點必須是治療師所主要關心的。儘管可以看到很多值得進一步探索的線索，治療師也得讓它過去，不要停下來做註解。

　　記得治療階段可以有助於找到病人在那些緊要關頭時的特殊情感。在治療早期，病人經常會經歷到治療師想要引發的、對於改變有神奇的衝動期望。在這個時期，治療師不需要做任

何建議。在治療中期，病人經常會擴展他的聯想到比重要衝突更廣泛的部分。要讓短期治療真正維持在短期結束，如何維持主要重點是很重要的。如果有機會解釋病人目前和過去的生活的重要防衛機轉，阻抗也會在中期出現。在中期結束，並開始結束期時，移情的主題變得較明顯，而且可能可以用一種直接的、支持的、同理的方式來解釋，使得那些形成於過去，並活躍於目前的主要衝突能具體解決。

在結束期總是需要和病人討論對於失去移情對象的經驗，這包括想解決過去傷害的童年期望的消失，以及治療師的即將離開？不同的是，新手治療師可能會覺得他是在放縱病人，「這樣夠嗎？他需要更多嗎？我要繼續嗎？」病人的現實情況相對於治療師的反移情都需要被考慮到。經常是已經選擇好適合的病人，治療師正在反應移情，而不是一個需要迫切處理的危機。最後一次治療，經常有機會針對病人所表現出希望繼續和治療師維持治療關係時，給與移情詮釋。

如果病人要求額外的治療次數，必須要聽聽他的要求，但不一定要同意。必須考慮這是否是移情的一部分或是一個需要處理的新重點。治療師的確不需要使用一些結束的目標忽視病 *196* 人重要的困擾，但有些指引是有幫助的。如果治療師經常只是傾聽與了解，讓整個意含變成病人希望與治療師維持關係，病人就可以感到釋懷及接受。而且，病人也知道治療師的電話號碼，如果有問題出現總是可以打電話來。儘管採取了新的治療，讓病人有一段時間嘗試新的技巧與知識是有幫助的。在病人知道治療師是隨時可找到之後，這樣的治療中斷會讓病人維持住對於健康的希望。

■ 參考文獻

① Luborsky L, Crits-Christoph P: Understanding Transference—The Core Conflictual Relationship Theme (CCRT) Method. New York, Basic Books, 1990.

② Stierlin H: Short-term versus long-term psychotherapy in the light of a general theory of human relationship. Br J Med Psychol 41:357–367, 1968.

③ Alexander F: Current views of psychotherapy. Psychiatry 16:113–122, 1953.

④ Malan DH: The Frontier of Brief Psychotherapy. New York, Plenum, 1976.

⑤ Sifneos PE: Short-Term Psychotherapy and Emotional Crisis. Cambridge, MA, Harvard University Press, 1972.

⑥ Mann J: Time-Limited Psychotherapy. Cambridge, MA, Harvard University Press, 1973.

⑦ Davanloo H (ed): Basic Principles and Techniques in Short-Term Dynamic Psychotherapy. New York, SP Medical and Scientific Books, 1978.

⑧ Ursano RJ, Hales RE: A review of brief individual therapies. Am J Psychiatry 143:1507–1517, 1986.

⑨ Ursano RJ, Silberman EK: Individual psychotherapies, in The American Psychiatric Press Textbook of Psychiatry. Edited by Talbot JA, Hales RE, Yudofsky SC. Washington, DC, American Psychiatric Press, 1988, pp 855–889.

⑩ Hogland P, Heyerdahl O: The circumscribed focus in intensive brief dynamic psychotherapy. Psychother Psychosom 61:163–170, 1994.

⑪ Hoglend P: Transference interpretations and long-term change after dynamic psychotherapy of brief to moderate length. Am J Psychother 47:494–507, 1993.

■ 建議書目

Balint M, Ornstein PH, Balint E: Focal Psychotherapy: An Example of Applied Psychoanalysis. London, Tavistock, 1972.

Bauer GP, Kobos JC: Brief Therapy. Northvale, NJ, Jason Aronson, 1987.

Crits-Christoph P, Barber JP (eds): Handbook of Short-Term Dynamic Psychotherapy. New York, Basic Books, 1991.

Horowitz M, Marmar C, Krupnick J, et al: Personality Styles and Brief Psychotherapy. New York, Basic Books, 1984.

Levenson H: Concise Guide to Time-Limited Psychodynamic Psychotherapy. Washington, DC, American Psychiatric Press, 1997.

Malan DH: A Study of Brief Psychotherapy. London, Tavistock, 1963.

14

邊緣型人格違常與其他嚴重人格疾患之心理治療

PSYCHOTHERAPY OF BORDERLINE PERSONALITY
DISORDER AND OTHER SEVERE CHARACTER PATHOLOGY

有邊緣型人格、精神分裂及自戀人格違常的人對於新手治 199
療師及資深精神科醫師而言，是一個困難的挑戰。或許
沒有其他族群能如此強烈地將治療師引入病人的立即情緒世界
中。由於病人基本焦慮的強度和原始特性、臨床經驗常有挫敗
的紀錄，以及治療師快速和有力的移情情感，使得對這些病人
做治療時，具有情緒的挑戰。

診　斷

「邊緣型人格違常」這個名詞是用來指具有某些症狀描述
的一群病人。它有幾種不同的症狀學解釋①，例如，有人認為
對邊緣型人格患者的診斷有很多症狀，包括強烈的反覆焦慮、

很多害怕、強迫儀式、轉化症狀或慮病症狀。這些病人主要是使用原始的防衛機轉，且對於其內在的客體關係有一種特殊的特質；尤其在人際關係最明顯。相同的防衛機轉和客體關係的類型在心理動力式心理治療的移情中產生運作（表 14-1）。邊緣型人格病人所使用的「分離」，在這幾十年來被討論得最多，且對這些病人的心理治療是非常重要的。分離是指積極地將正向的自體與客體心像從負向的心像中分離。這項重要的防衛機轉是這些病人缺乏統合的心理結構的部分理由。

邊緣型人格缺乏一個具體且真實的自我心像、一個健康的自尊，和一個基本的養育母親形象的信賴感。因此，在往後的成年生活中，這些病人在所有的關係中為缺乏信賴所苦，尤其是親密關係。因為邊緣型人格患者的分離，臨床上會觀察到非常快速的變化。例如，治療師可能燃起一線希望時，一下子又幻滅了。同樣的，病人的關係很顯然地變化得毫無章法，例如，病人報告可能一開始是盟友，很快就變成敵人。處理這些病人的分離，是對這些病人做心理治療的主要部分。

表 14-1　邊緣型人格患者的防衛機轉

防衛機轉	病人的行為
分離	正向和負向自體－客體心像的分離
否認	充容不迫地忽視重要的現實
去價值化	用鄙視的態度縮小和打發（某事物的重要性）
原始的理想化	誇大其他人的權力與聲望
全能化	誇大自己的能力
投射	將自己有衝突的衝動歸因到其他人身上
投射認同	投射到某個病人想控制的人身上

邊緣型人格患者其他重要的防衛機轉包括否認、去價值化、原始的理想化、全能化、投射與投射認同。去價值化和原始的理想化經常是出現來縮小或誇大治療師的權力與威望。全能化被認為是自己的想法與感受上對自己能力的誇大。

在治療過程中，投射讓病人將自己的衝動、情感和其他精神狀況歸因到治療師身上。投射認同是一種有漏洞的投射，例如，病人可能將他的敵意投射在治療師身上，且因預期受到敵視而充滿害怕。同時，病人感到自己要對自己在治療室裡的敵意負責。換句話說，病人仍然投注在敵意上，且感覺有一種需求，想要控制治療師所可能表達的敵對行為。

衝　突

邊緣型人格患者主要的內在衝突是不成熟的或前伊底帕斯的。這使得在邊緣型與精神官能性的病人之間，造成一個鮮明的對比：精神官能性的病人主要是掙扎於後來在發展整合的性別認同時，導致伊底帕斯的渴望及阻抗，並建立一個成熟的自我結構和具有堅定價值的意識（或超我）。相對的是，邊緣型患者在這個世界裡從來就沒有學得安全感。心理分析的發展理論者曾經描述一個會成為邊緣型人格的患者，其早期的歷史是混亂的父母—嬰兒關係。

再回到分離—個體化階段是一個特別脆弱的時刻。在這個時候，初學走路的人覺得安全到足以開始探索發生在她周遭的世界，並且知道一個母親形象對他們獲得安全而言是有用的，她們可以從此回復情緒能源。因高層次與生俱來的攻擊性與／ *202*

或過度強烈的矛盾情緒與敵意出現在母親—嬰兒間，這些小孩從來沒有得到完全的安全感。他們從不確定他們的母親（和後來在他們生活中的其他人）會正向的對待他們並滿足他們的需求。

獲得基本信賴與客體恆常感是人格發展早期重要的工作。沒有到達這些發展的里程碑，這些小孩（後來長大為成人）是相當容易感到毀滅性的焦慮。這種全面性的焦慮將日常生活危機的經驗轉移到那些威脅生活的情境。就是這種焦慮使得邊緣型病患嘗試結合與控制她的原始的分離、否認、投射等防衛機轉。也就是這種焦慮，一步步的依照它所期望的方向，促使正在進入深層的心理治療減緩下來。這種毀滅性焦慮的強度使這些病人的防衛機轉變得非常黏著，且治療和移情—反移情的內容變得不尋常的強烈與富挑戰性。

邊緣型人格患者最重大的困難是在對他人的信賴、安全感及個人在這世界上的完整性與價值感。無論如何，精神科醫師不會忽略這些病人也會有類似於精神官能病人的伊底帕斯衝突的事實。早期發展的內容被帶入後來發展過程中，整合性別認同與解決性的敵對（伊底帕斯的衝突）的課題上①。就好比開放式的學校生活，沒有人會被留級，也沒有人會被開除，時間一到，每個人都必須升入下一年級。不管願意不願意，我們被推著往前面臨到種種難題；不管準備好還是沒準備好，我們必須從早期階段帶走這些未解決的衝突。這些未解決的衝突內容與後來的階段融合，並形成一種特殊形式的焦慮。

然後，這個在未來可能成為邊緣型人格的病人，當他感覺到不能確認母親本能的正向投入，且感覺到對世界普遍的不安全感時，會潛意識地朝向父親，且經歷到一種強烈的和不成熟

的伊底帕斯衝突。小孩嘗試用這種方式解決性別和性心理發展方面的衝突；同時，本來感覺從養育者那得到的親密不夠的，又再重新獲得一次確保。然而，在邊緣型人格患者治療中，當性的衝突在移情時運作開來，精神科醫師必然會正視解決這些重大的焦慮。

這些經常會有情慾衝突、依附與嫉妒的病人，比精神官能病人更容易且更開放的討論問題。這些的開放主要是表面上以高層次的性的主題做藉口，掩飾了更深層的、更麻煩的、有關於不信任與較差的客體恆常性的主題。

最近，有些理論者覺得邊緣型人格違常是由於其雙親的自體（self）特別脆弱且不完整所造成的臨床問題。從這樣的觀點，當邊緣型人格病患和別人穩定的人際關係消失，他們的症狀就會出現。這些由邊緣人格所依賴的人際關係稱為「自體的聯結」。當這些穩定的聯結被毀壞後，經常導致邊緣型人格患者出現憤怒與混亂的行為。從這個主流的觀點，邊緣型人格違常者會出現特別嚴重的自體問題。

傳統上，邊緣人格違常被認為特別難以治療，現在，資料顯示，心理動力式心理治療也許是這些病人可以選擇的一種治療。治療經驗顯示，這些病人在治療中可以逐漸的進步到更具有凝聚力，且較少有不穩定的自戀人格出現。

開始心理治療

在開始對邊緣型人格患者做心理治療時，治療師必須將幾個重點牢記在心，以利評估診斷，並控制危險的行動化行為出 *204*

現。由於快速且強烈的移情作用產生，行動化可能是主要問題之一，或是在早期治療中迸發出來。病人的歷史，尤其是那些曾造成病人住院、企圖自殺與其他攻擊事件，是用來判斷其潛在憤怒及自我毀滅的一個很好的指引。

　　精神科醫師必須準備管理病人的退化與自我毀滅（表14-2）。治療師可以利用醫生協助處理其所需的內科問題，並利用社工員監督或幫助建構其日常生活；也可以幫助其找到急性精神科住院治療、精神醫療急診以及隨時電話求援（特別是在週末及假期）的管道。除此之外，治療師需要用更審慎的態度，理智地處理病人的生活事件、與他們溝通。由於他們缺乏

信賴及否認痛苦的情感，這些病人可能經常用一種間接的與非情緒的方式表達正要自殺或其他危險的情緒。

表 14-2　邊緣型人格違常和其他嚴重人格疾患病人之治療原則

◆ 利用以下幾點管理破壞性的行動化

　　住院

　　急診室觀察

　　藥物治療

　　環境控制

　　精神科醫師的可用性

◆ 以理智及情緒的方式了解病人所傳達的訊息

◆ 快速且機智地詮釋病人負向的移情及現實扭曲

◆ 詮釋原始的防衛機轉（見表 14-1）

◆ 接納並了解反移情作用

　　治療師富有感情及智慧的立場，必須基於關懷、興趣與中立，來穩定情緒的出現時機。治療師應避免給建議與操弄治療

過程，個案經歷的容易取得，經常讓治療師嘗試做一些不成熟的詮釋。事實上，對那些與病人早期生活發展有聯結的目前問題，治療師應該慢一點且小心地進行詮釋。正向的移情可以用來促進治療，且不用被詮釋。另外，病人的知覺要弄清楚，行動化的反應要被阻止，還有原始的防衛機轉要小心地詮釋。

對於邊緣型人格患者防衛機轉的心理治療工作

處理邊緣型人格患者的防衛機轉佔了心理治療的主要部分。在治療中，當病人用一種持續的，而非經歷複雜情緒及矛盾的方式，在正向與負向自體及客體心像間做抉擇時，「分離」是很明顯的。因此，相當重要的是要記得當病人對於別人的態度與情感用一種不同的方式改變時，這種變化可能是「分離」的結果，而不是真正的改變。就像下一個例子所看到的：

一個二十五歲、美麗的已婚婦女，由於有一些症狀而接受治療。她提到自己對其住在國外、將死去的母親有一種未解決的、強烈的依賴。這個病人長期有腸胃的症狀與焦慮情緒，這些問題由於她從論文指導教授那感到的壓力而擴大。她描述這個女人（指導者）是僵化的、批評的、好勝的巫婆似的、蒼老的，且暗示嫉妒病人的美麗及要求送禮。病人對於婆婆及其他認識的女性朋友也有類似的負面觀感。在治療過程中，她很快地把治療師視為是溫暖的、有智慧的引導者形象。但是當她得知治療師要對她因為回祖國而缺席的治療時數收錢時，這種印象突然粉碎了。在

206

這個幻滅的時刻，病人描述治療師是冷酷的、壓榨的、不誠實的、不親切的。在這些攻詰的壓力下，治療師經歷到病人變得批評、要求、藐視、沒有耐心，就好像對待她所痛恨的指導教授與婆婆一樣。

在母親死後，病人對於治療師和其生活中的重要他人那種正向與負向搖擺不定的情緒經驗更強化了。病人一會兒為得到額外的治療機會深感高興，一會兒又懷疑治療師想要多賺點錢。有好幾個星期，她愛她獨居的父親，並覺得受到呵護，卻同時因為他開始與其他女人約會而恨他並詛咒他死。

過了好幾個月，在病人仍然有時會憎恨治療師及父親時，治療師以提醒她記得她的很多正向感受和她在容忍自己矛盾情緒的困難，來詮釋病人的「分離」。最後，治療師與她的父親被視為更矛盾且平凡的——既不是最好也不是邪惡。只有在母親死亡後，病人才能夠經歷到並分享她的悲傷。在治療她的恨與愛之間的「分離」幾年後，始能夠追蹤到她因否認曾對她那完美、聖人般的母親競爭與憤怒所產生的敵意。

207

相對於治療有良好統合的病人，為了做好統合，治療師在治療邊緣型人格患者時，必須盡力去組合、組織，並記住乖離的心像與情感狀態。只有在這個時候，因為防衛性的分離，使得同一衝突的各種層面的感情才有可能回到病人身上。

除了澄清和詮釋「分離」防衛機轉的使用，治療師面質並詮釋邊緣型人格違常的其他典型的防衛機轉（表 14-1）。下面兩個例子說明了重點：

········· 心理動力式心理治療簡明手冊

個案一 一個在一段混亂婚姻裡，有一個不成熟且不負責任的丈夫，並扮演著被虐待及順從者角色的酒癮患者，在經過治療後改善。在結束婚姻後，她發現自己肩負著更大的經濟責任，必須全職工作，且單獨照顧她的家及年幼的孩子。在很多單元裡，病人會表示當她漸漸承擔起自立的功能時，她會感到焦慮、無助與憤恨。無論如何，治療師注意到有好幾個星期病人沒有提到她有在飲酒，有時候甚至已飲酒過量。當治療師將病人的注意力引向這個問題，面質病人的否認並引發這個嚴重且被忽略的話題時，病人迸出眼淚，並說出她害怕酒精會殺了她。藉由否認她飲酒，她也否認了其恐懼的強度。

個案二 一個五十三歲的婦女曾做過幾年的深度心理治療，慢慢從孤獨與自殺念頭中恢復。在感覺對治療師的謝意與情感後，她突然復發。一天早上，當治療師比治療約定時間遲到了十一分鐘，病人出現慍怒、痛苦，且無聲的憤怒。藉由漸近而堅定的態度，堅持病人描述她的感覺，治療師引出了病人妄想的描述，她認為治療師是傲慢、冷漠、僵化、優越，且漠視病人自己繁忙的工作時間。然後治療師詢問病人是否這段描述真實的反應了病人這一年來的經驗。

208

病人困惑了一下，表示不知道，但是它的確符合，有時對她母親也有這種體驗。更重要的是，病人面對部屬經常也有同樣歷程的感受經驗。在最近幾次治療中，病人已能知道，對治療師的正向感覺曾經是如何地引發其焦慮及混淆。

在這最後的小節裡，有幾個在邊緣型人格患者的心理治療中遇到的重要主題說明如下：

1. 病人使用投射認同是明顯的，一些有關她自己傲慢、嚴格、處罰的一面被投射在治療師身上，但是病人對她的這個部分仍然感到焦慮，並害怕她心中預期自己所受到的敵視。

2. 這一節說明立即面質與探索負向移情的重要性，因為這會增強、瓦解治療的聯盟關係，並威脅治療的流暢性。

3. 在這病患中，移情的退化是非常典型的，在出現一個新的親密聯結並對治療師欣賞，特別是被一個剛開始冷淡且有敵意的病人。就像病人所解釋的，她孤立的情緒與不信賴感是痛苦的但卻是熟悉的，而且她很害怕在一個信賴與愛戀的關係中失去自己。

4. 這一章也說明澄清病人知覺的重要性。特別是當他們在一個嚴重扭曲的真實狀況②。在這個病患中，如果移情作用沒有被挑戰，而允許繼續下去，它可能會變成一種「移情的精神症狀」（transference psychosis）這是指對於治療師抱持著一種妄想、堅持的信任態度，同時伴隨著現實感的喪失。與精神病人不同的是，邊緣型人格患者的移情精神症狀一般會限制治療的進行，且在治療外的時間並不會出現失序的行為。不管如何，這是一種不好的發展，需要立即且小心地注意。

邊緣型人格病人經常不了解治療師所使用的語法。邊緣型人格患者的家庭經常以某種語言方式來操弄或意指一些相反的意思（類似國人的說風涼話）。特別是在有強烈移情作用的時

候，治療師的用詞就有著重要的暗示作用。就像在本章的前面強調一個相當重要的看法是，不要給病人一再保證，或表現得讓病人解除對治療師意圖的害怕。在這個移情最嚴重的時刻，行動經常要比用語言來得有說服力。例如，相當矛盾的是，不要斷言對方善良的意圖，而是提供一個額外的治療時數給有敵意、責難的與害怕的病人，這樣做也許是有幫助的。如果用一種平靜而非防衛的語氣對病人重複的收費，治療師在要去探索和指出接受和賦予情感交流的價值時，將耗費很長的時間才有辦法使病患用現實感的角度測試到自己「邪惡」的意圖。

由於其他衝突的強度和自我的脆弱，很多邊緣型人格患者會趨向行動，並很快變得負向與阻抗，不願聽治療師的話。一 *210* 個病人在經過詮釋被帶回現實面後，她能更精確地獲得外界的知識。無論如何，她的第一個反應是敵意的：「這是什麼意思？」在相似的情境，有的病人會評論：「你所說的我只是一知半解，我覺得我已經困惑了一整個早上。」治療師必須溫和且有技巧性地處理，而且要記住，這類病人的負向情緒感受是不能被刻意避免的。

⚙反移情

如何運用與邊緣型人格患者間的移情—反移情關係，對於治療師的學習情緒的排解與一些潛在回應技巧而言，是最困難的。對於新手治療師而言，了解這個互動特別困難。他們可能聽到病人照例會貶抑治療師的技巧，正好準確反映出他的沒有經驗。在這種情況下，治療師的無助感對於治療關係會造成不

表 14-3　有助於邊緣型人格違常患者治療的治療態度

⁕記得治療師在過去所引出病人大部分的經驗

⁕維持自己是一個關懷的心理醫師的立場

⁕不要助長病人負向情緒的人格

⁕抱持著一種態度，利用每一次治療增長進步與了解

⁕誠實地探視自己強烈的憤怒與憎恨

好的效果。

　　藉由維持下列的觀點與態度，會對治療師有所幫助（表 14-3）：

- 「很少有病人對我的態度可能是真實的，但是不管重要性如何，病人與我應對的方式與病人內在的衝突有關。」所有的人對於人性關懷都有其相似之處，在嘗試整合中，例如處理病人的嚴厲感受時，病人也會在某次引發治療師的反移情嚴厲情緒中獲得進步。

- 「在面對病人指責我的敵意與漠視時，我不該失去我對以下信念的堅持：我基本上是一個負責且關心的精神科醫師，我關心病人的健康，儘管我偶爾有強烈的反移情造成的激怒。」

- 「我應採取一種接受病人負向情緒的態度，並以一種有興趣、關心，且著眼於詮釋這些感情，而不是私下利用他們。」有時用一種平靜、非防衛的音調與探索的意圖重複的指責，將會更久才能緩和敵意。

- 「我將抱持著利用每一次治療來增長進步與了解的態度。我將要有耐心面對很多邊緣型人格病患如此長期緩慢的進步。」無論如何，盲目前進，不使用面質來消除

邊緣型人格病患強烈的防衛機轉，將毀滅很多治療的豐富意義，並陷入僵局③。

- 「我將嘗試誠實地回顧探尋我對病人所感到強烈的憤怒與憎恨的時期，並了解是移情作用造成我的反應。」如果治療師因為這會冒犯了自己身為關懷的精神科醫師的形象而埋藏他的情感，治療將會失敗或可能導致自殺的結局④。

最後，對於邊緣型人格患者的治療目標是穩定地對治療師增加更多的安全感、較多的信賴與更多的坦露。這種漸增的安全感與信賴會類化到病人在外界的生活與其他人際關係。邊緣型人格患者難免是非常依賴的，雖然他們強有力的防衛機轉經常偽裝了這項特質。就像在前面所提到的這個病患，信任和依賴的經驗在治療中都是需要的，也是高度害怕所發展出來的。它需要慢慢的探索，體認到它的發展不完整。在接受並軟化他們從兒童早期遺留下來的依賴後，邊緣型人格患者體驗到自我信賴與自尊的增加。 *212*

自戀與分裂人格之病人

在有關焦慮的特性與所採用的防衛機轉上，自戀與分裂人格的病人有很多方式與邊緣型人格患者相似。無論如何，自戀人格病人比邊緣型人格患者有較穩定的個人歷史，特別是在他們的工作史。然而，就像邊緣型人格患者一樣，自戀人格的個人歷史也呈現了缺乏信賴親密關係的特性。治療自戀人格比治

療邊緣型人格患者傾向著重在較狹窄的主題上。治療較少著重在有毀滅性的焦慮，而是更在乎脆弱的自尊。自戀病人建立典型的「維持關係」的移情方式，有一類可能會出現誇大，並需要從治療師那裡獲得讚賞；他們缺陷的人格使他們無法看到這點。另一類可能會強烈地將治療師理想化，這是他們自己所渴望認同的優越感。

　　這兩種分別叫做鏡化（mirroring）與理想化（idealizing）移情的移情方式，是自戀人格違常的特性⑤。有這種違常的病人很容易將治療師視為他們自己的延伸，非常像年幼的小孩不考慮母親的需求，僭越自己的權力，對母親提出過分的要求。一般而言，詮釋是著重在病人缺乏自尊，並渴望得到父母形象
213 的讚賞、崇拜、指導與模仿，並能真正反映病人的人格。在治療與鞏固自尊時，這些病人體驗到較大的自我整合、情緒深度與深層親密關係的能力。反移情的困難是治療師因為被視為病人的延伸而不舒服，以及治療師很難經得起並詮釋病人對於「讚美」與「慈悲保護」的要求。

　　由於處理自戀病人的經驗，更讓人清楚了解自我的凝聚性與自尊對於激勵人類發展的重要性。從這個主流觀點，關於缺乏正常自我客體聯結以及在自我凝聚性脆弱的問題上，驅力與伊底帕斯的衝突被認為是次要的原因。

　　分裂人格病人像是較溫和的邊緣型人格患者，一般而言，他們較少有混亂的個人歷史，但是和邊緣型人格一樣缺乏基本的信賴。他們比邊緣型人格較少有虛華的、情緒不穩的與行動取向的。因為缺乏信賴而無法直接溝通，使得治療師會被病人看來平靜的樣子所矇騙，並且會低估他們絕望的程度。由於這些病人的特殊，治療師必須在理智上，以及在情緒上了解病人

心理動力式心理治療簡明手冊

的生活事件可能觸發自殺的念頭，像是失去工作，或僅是失去一個不重要的朋友或熟人。分裂人格患者的治療目標是增進情緒聯繫、信任與強化自尊的能力。

🌀 結　論

　　邊緣型人格、自戀人格與分裂人格患者的心理治療是艱難且值得的工作。特別是對於這脆弱的一群，治療師必須在理智上，以及在情緒上了解病人的溝通方式。對於治療師是否能監測病人每天安全，以及最後統合病人分歧的正向與負向自體—客體心像的能力上，這些了解是重要的。找出病人的分離、否認、負向移情、現實感扭曲以及原始的防衛機轉是很重要的。機智、同理與時機是重要的；無論如何，負向移情無法完全被避免。反移情的感受經常是強烈的，很難接納；無論如何，容忍和測試這些反應是有力的治療工具。對這些病人有療效的是治療師的了解、統合、接納與回應病人強烈和痛苦情緒的能力。

214

■ 參考文獻

① Kernberg OF: Borderline Conditions and Pathological Narcissism. New York, Jason Aronson, 1975.

② Volkan V: Six Steps in the Treatment of Borderline Personality Organization. Northvale, NJ, Jason Aronson, 1987.

③ Kernberg OF: Structural change and its impediments, in Borderline Personality Disorders. Edited by Hartocollis P. New York, International Universities Press, 1977, pp 275–306.

④ Buie D, Maltsberger JT: Countertransference hate in the treatment of suicidal patients. Arch Gen Psychiatry 30:625–633, 1974.

⑤ Kohut H: The Analysis of the Self. New York, International Universities Press, 1971.

■ 建議書目

Adler G: The borderline-narcissistic personality disorder continuum. Am J Psychiatry 138:40–50,1981.

Chatham P: Treatment of the Borderline Personality. Northvale, NJ, Jason Aronson, 1985.

Kohut H: The Restoration of the Self. New York, International Universities Press, 1977.

Kohut H: How Does Analysis Cure? Chicago, The University of Chicago Press, 1984.

Lichtenberg J: Psychoanalysis and Motivation. Hillsdale, NJ, Analytic Press, 1989.

Stolorow RR, Branscraft G, Atwood G: Treatment of borderline states, in Psychoanalytic Treatment: An Intersubjective Approach. Hillsdale, NJ, Analytic Press, 1987, pp 110–130.

15

支持性心理治療
SUPPORTIVE PSYCHOTHERAPY

支持性心理治療是在臨床實務中，最常被使用的一種心理　*217*
治療形式。儘管如此，很少有文獻寫到有關這個模式，
甚至很少有系統性的研究。對於支持性心理治療的療效，很多
基本的了解都同樣是源於心理分析對人類心理功能的觀點①②
③。支持性心理治療非常要求治療師的技巧，它需要了解在形
成病人的疾病中發展史的角色，以及了解在醫病關係中，治療
聯盟關係與移情的效果。因為與病人的關係是較沒有結構的，
因而更受限於快速、非預期的變化，對於往往需要維持較長的
治療期而言，支持性心理治療會是一個較困難的治療形式。

　　支持性心理治療是根據它的目標與技巧來定義，相對於其
他以「改變」為導向的心理分析式心理治療，支持性心理治療
著重在幫助病人重建早先受限於生病、能力、先天體質與生活
環境的最佳功能水準（表 15-1）。支持性心理治療與其他心理
治療的差異很像治療濾過性病毒感染與細菌感染間的差異。一

般而言，濾過性病毒感染的治療是支持性的，給與病人所需要
218 的協助，並在一個沒有增加危險的環境下促進自然的痊癒。相
反的，細菌感染特別是用抗生素來移除病因④。事實上，所有
的治療——特別是心理治療和心理分析——都包括了支持性的
治療因素②。所以，這個定義只是代表某個層面，而非絕對的，
就像一開始所說明的。

表 15-1　支持性心理治療的目標、病人篩選與時間
218

目標

* 維持或重建一般的功能水準

篩選

* 病人是很健康的，但是有嚴重的壓力源，或是病人有自我功能缺
  損的嚴重與長期的疾病
* 病人能夠再認安全與發展信賴

治療時間

* 治療可以持續數天到一年

病人的篩選

　　適合支持性心理治療的病人分成兩類：(1)非常健康的人，
適應良好，但因為重大生活事件受到影響；(2)有嚴重精神疾病
的人，或有長期困擾且有重要的自我功能損傷者（表 15-1）。
健康的病人一時受到打擊，且沒有缺少重要的心理功能，一旦
心理功能平衡，則貯存的心理能源就會恢復。大部分遭遇真實

的創傷事件（例如戰爭、地震、人類造成的災難與交通事故）的病人屬於第一類，經過支持性心理治療可以恢復正常的功能。相反的，第二類，也就是所謂典型的病人，則有長期困 *219* 擾，且缺乏某些需要從改變取向治療中才能獲得的能力。

　　這類典型的病人受苦於較差的現實感、較差的衝動控制、有限制的人際關係、壓抑或過度強烈的情感，以及衝突外顯反應。這些適合支持性心理治療的人選無法單靠「了解」來經歷到重要的紓解，因為他無法用心理的方式思考，或因為他不會應用或類化這些所得到的知識。他們經常有原始的防衛機轉，像是分離、投射認同和否認；這些讓他們經驗到這個世界是長期有威脅，且沒有太多安全感的，因此，治療聯盟關係很難維持。治療師可能需要積極的介入，說明治療關係的關懷重點與安全性。病人的衝突與行為經常是長期的，而且是從一些互惠的自我實現行動中所引出。受虐待的病人會尋求被虐狂的侵襲，生氣而尋求協助的病人尋求拒絕，邊緣型人格與戲劇性人格病人會尋求剝奪⑤。因為有這樣複雜的人際互動，對於有效的支持性心理治療而言，再認與管理移情與反移情是重要的。

　　儘管這些部分的相對弱勢，病人必須顯示一種能力以發展人際關係中的信賴。雖然病人在思考與想像中可能無法維持一個安全感，在後來用行動解釋和說明的時候，她必須能再認安全與現實。一個穩定的工作與人際關係，儘管有些狹隘，仍然是一個好的診斷指標。曾與父母或兄長有一些正向經驗的病人，在經歷到一個開始，或至少有盡他所能的話，用這種心理治療經常有較好的成效。

　　精神科醫師記得各種針對有嚴重人格缺損病人的介入方

220 法，有時候可有助於支持性心理治療的進行。在支持性心理治療沒有被提出時，諮商、復健服務和環境控制也是有效的介入方式。除此之外，藥物當然也是非常有效的，無論如何，如果沒有心理治療，依賴藥物以及病態的人際與社會關係通常不會改善。這些問題可以經由心理治療獲得解決。

技 巧

　　深度了解病人的發展史和防衛機轉，對於支持性心理治療的重要性，就像是對於其他分析取向心理治療的重要性一樣。只有知道這些知識，治療師才能真確地評估時時在變化的治療聯盟關係，知道如何及在哪裡強化病人的防衛，且了解何時及如何處理移情。這些是在提供支持時重要的部分，是一個很難了解的概念，一個很難精熟的技巧。

　　與病人發展和維持一個良好關係是支持性心理治療的第一優先要務。治療師規則的與預測的有效性建立了有療效關係的基礎，並使病人生活中出現新的體驗（表 15-2）。其他心理動力式心理治療的工作關係是建立在病人的觀察與病人在治療中時時刻刻的感受，或說出對病人的感受；支持性心理治療裡與醫生的關係，則是不同的。醫生與病人的關係更像是指導者和良師。

表 15-2　支持性心理治療的技巧
221

- 知道病人的防衛機轉與發展出的衝突
- 建立與維持治療同盟關係
- 提供一個控制環境
- 結構化病人的認知（「將治療師的自我借給病人」）
- 經常注意移情的狀態
- 用一種紓緩的方式表達病人情感
- 探索可能的替代行動
- 謹慎與支持地使用詮釋
- 使用藥物並探索其順從性

　　治療工作關係和對所需安全的信賴與體驗，是治療師從病人各個時刻中所表現複雜情感狀態裡找到（recognition）的結果。當病人正在利用投射與描述周遭的危險時，知識豐富的治療師了解病人逐漸出現攻擊性，並與憤怒的病人一起尋求何種方法可以化解這些毀滅念頭的想法或行動。因此，以心理動力的方式來了解病人的生活，治療師可以選擇這樣問：「你對於找下一個工作有什麼計畫？」或以緩和的方式表達病人的生氣：「你感受到你老闆的生氣，希望你一定要表達自己的生氣。」治療師是否有能力提供支持，端視治療師對於病人目前生活衝突、病人防衛的情況及移情的了解。有了這些了解，治療師就可以介入，用一種緩和的方式表達病人的感受，指認出病人的成功，與提供一個控制的環境來延後與抑制病人的行動，以免惡性循環。

　　經常有人說治療師「給建議」，在所謂真正好的心理治療裡是錯誤的。在支持性心理治療裡，病人和任何人一樣都可能

經歷到矛盾與拒絕建議。支持性心理治療裡的治療師並不比其他心理治療的治療師要聰明！說治療師的工作是在組織與探索一些可能的解決之道，這樣的說法是很精確的⑥。

當治療師要病人搭計程車來看她，她是在用一種與住院治療相似的方式，給病人內在生活與外在生活提供即時的組織。這經常稱為「把治療師的自我借給病人」（lending the patient the therapist's ego）。無論如何，當病人要做一個複雜的決定，像是離婚、再婚或換工作，治療師經常盡力幫助，並藉由與病人探索所有可能選擇的利弊得失來維持最好的治療聯盟關係。

事實上，這個技巧與心理分析式心理治療並沒有很大的不同。在心理分析式心理治療中，這部分經常是在找到造成盲點的精神病理因素之後，由病人自己單獨完成。在支持性心理治療中，治療師既會幫助病人看到為什麼他會忽略的部分——「我不知道你是否不曾提到因為你不想讓母親失望，而沒有回到她的家？我們知道那會讓你感到多不舒服。」——然後在這些通通都找到之後，再探索可能的選擇——「好的，當你感到不去（母親的家）會讓她失望，這感覺會讓你覺得不舒服；但是你也可以覺得是能控制自己的工作與有關家庭需要的決定。」

治療師再認與顧及病人對於獨立與恢復能源的各種期望的能力，可以是治療師對於反移情挫折的來源。病人可能以需要治療師再以正向的關懷與保護治療他來反應自己的成功。這種經常重複的情節需要一個充分了解的治療師，才可以從歷史背景看到這些創傷，且不會任由病人再發作。在一再重複之後，治療師可以找到一個方式與病人談有關可能替代的行動，而不會感覺治療師是拒絕或被病人的要求所拒絕。

心理動力式心理治療簡明手冊

雖然詮釋並不是支持性心理治療的主軸，但是在治療中也是不可少的（表15-3）。無論如何，支持性心理治療中的詮釋並不同於它經常的用法，而且在一開始的任務是需要確認病人能夠把所聽到的視為支持性與有用的[7]。詮釋最常被運用在當病人處於低的情緒強度下，且警覺到治療師即將給與詮釋，以及為了減少病人焦慮的時候。除此之外，病人可能被給與較多拒絕詮釋的空間（「或許你有一些想法……」）。在詮釋之後，治療師不會保持沉默，反而特別讓病人隨時可以詢問與表達情感，以助其處理新的問題。

表 15-3　支持性心理治療中詮釋的運用

223

◆ 謹慎地使用詮釋
◆ 先讓病人做好準備
◆ 在詮釋的同時，提供一再保證
◆ 讓病人有拒絕接受詮釋的空間
◆ 在修通病人對詮釋的反應時，給與病人協助

藥物治療可能是支持性心理治療中重要的部分，探索病人對於任何有關藥物治療後改變的感覺與想法，能增加順從性。當病人覺得治療師有聽進去她所關心之事，她更可能會覺得安全。可能導致停止接受藥物治療的一些精神官能或精神症狀的衝突（例如，「這個藥是我母親曾經使用過的」）應該要被探索與支持性的詮釋，並給與正確的訊息。有時候，選擇一個替代性的藥物也可以避免可能的不順從，而了解問題的動力歷程則有助於藥物治療的選擇。

■ 參考文獻

① Buckley P: Supportive psychotherapy: a neglected treatment. Psychiatric Annals 16:515–521, 1986.
② Jonghe F De, Rijnierse P, Janssen R: Psychoanalytic supportive psychotherapy. J Am Psychoanal Assoc 42:421–446, 1994.
③ Rockland LH. A review of supportive psychotherapy 1986–1992. Hosp Community Psychiatry 44:1053–1060, 1993.
④ Ursano RJ, Silberman EK: Psychoanalysis, psychoanalytic psychotherapy, and supportive psychotherapy, in The American Psychiatric Press Textbook of Psychiatry, 2nd Edition. Edited by Hales RE, Yudofsky SC, Talbot JA. Washington, DC, American Psychiatric Press, 1994, pp 1035–1060.
⑤ Werman DS: The Practice of Supportive Psychotherapy. New York, Brunner/Mazel, 1984.
⑥ Winston A, Pinsker H, McCullough L: A review of supportive psychotherapy. Hosp Community Psychiatry 37:1105–1114, 1986.
⑦ Pine F: Supportive psychotherapy: a psychoanalytic perspective. Psychiatric Annals 16:526–534, 1986.

■ 建議書目

Dewald PA: Principles of supportive psychotherapy. Am J Psychiatry 48:505–518, 1994.
Kahana RJ, Bibring GL: Personality types in medical management, in Psychiatry and Medical Practice in a General Hospital. Edited by Zinberg NF. New York, International Universities Press, 1964, pp 108–123.
Kernberg OF: Supportive psychotherapy, in Severe Personality Disorders: Psychotherapeutic Strategies. New Haven, CT, Yale University Press, 1984, pp 147–164.
Novalis PN, Rojcewicz SJ Jr, Peele R: Clinical Manual of Supportive Psychotherapy. Washington, DC, American Psychiatric Press, 1993.
Wallace ER: Supportive psychotherapy, in Dynamic Psychiatry in Theory and Practice. Philadelphia, PA, Lea & Febiger, 1983, pp 344–371.

心理動力式心理治療之簡史

心理動力式心理治療有超過一百多年的歷史（附錄表 1）。 *225*
重要的先驅者是 Charcot 和他的學生 Janet。Charcot 在巴
黎治療歇斯底里的病人，並且探索歇斯底里的心理起源，以區
別於神經方面的疾病。Charcot 覺得會得到歇斯底里是有生理因
素的、與生俱來的。Janet 也認為歇斯底里有心理的遺傳，但是
發展出心理動力理論來解釋它的病因。在治療這些病人時，他
介紹一種心理治療，是可以癒合心理平衡，並可以有釋放潛意
識固著想法的效果。在佛洛伊德時代，由 Josef Breusr（佛的同
事）開始對 Bertha Pappenheim 做心理治療，這個治療病患被以
「Anna O」的名字記錄在佛洛伊德和 Breuer 於一八九五年所著
的《研究歇斯底里》①②中。這個治療是經過催眠去回復一個
人的創傷記憶。這似乎和很多的症狀有關，在初期階段，佛洛
伊德持續使用催眠，他初期的臨床理論是建立在早期一些未表

附錄表 1　心理動力式心理治療之歷史

	貢獻者	貢　　獻
1889	Charcot	歇斯底里的心理因素
1901	Janet	一種動力的心理治療 「意識下的固著想法」
1895	Breusr	用催眠來減少創傷記憶以緩解 Bertha Pappenheim 的症狀
1900-1923	佛洛伊德	本能衝突導致症狀的理論 自我聯想的技巧 潛意識、潛抑、移情與阻抗的理論
1936-1665	Anna Freud	防衛機轉的進一步定義 兒童遊戲治療的引介
1929-1945	Melanie	兒童心理治療 治療性的著重敵意與攻擊
1940	Fairbairn	著重與照顧者的早期關係 客體關係理論
1966-目前	Kernberg	客體關係理論者 著重在「分離」及嚴重人格違常者之治療
1971-1981	Kohut	自體（self）心理學 著重在自我凝聚力與自尊
1960s-目前	研究嬰兒的學者	嬰兒發展的考證與更多了解
1960s-目前	短期心理治療研究	心理動力式心理治療的實徵研究 增進短期心理動力式心理治療的技巧
1970s-目前	創傷研究	印證虐待和創傷對心理疾病的重要性 著重在創傷病人的心理治療

達出的消解與過去的創傷事件聯結，這些可以經由催眠喚回。

　　從他的病人聽到很多兒童時期被誘姦的故事後，佛洛伊德開始逐字記錄這些報導，後來，他結論出很多這些故事是經由

幻想，且被其童年時期的性心理本能發展所影響。於是佛洛伊德的第二個理論，在一九〇五年的《性學三論》③中有精細的整理。在這些著作和接下來的寫作中，佛洛伊德列出兒童是經由口腔、肛門以及性器階段的角度來認識世界。這些發展階段和他們所伴隨的衝擊，可能會由於照顧者的反應、潛抑的結果和隨之而來的症狀，導致衝突。

當時佛洛伊德特別強調伊底帕斯衝突對於個性形成的影響力，孩童對於異性父母親的渴望，與害怕同性別父母親反對。這是根源於小時候從早期的養育對象成長出的，並長成更成熟的依戀。在介紹衝突概念時，佛洛伊德的臨床取向已從使用催眠和消解轉移到探索與詮釋被壓抑住的嬰兒期望（特別是那些與身體衝動有關的）。佛洛伊德的技巧轉移到自由聯想，病人在躺椅上被用一種沒有主要目標的方式引導談話，說出心裡出現的所有想法。

當佛洛伊德治療病人的經驗增加，他注意到一些病人抗拒此分析活動及產生衝突的因素。這些抗拒找出記憶的心理特性，被稱為防衛機轉。從這個發現，他進一步發展出有名的心理功能三結構理論：這三個功能部分是自我（處理外在事實的理性想法）、超我（內在的抑制和理想），與本我（一些本能、衝突能量的願望的蓄水池）。佛洛伊德的女兒——安娜（1936）在《自我與防衛機轉》④一書中解釋防衛機轉時，進一步擴展其父的理論，成為一種維持潛意識衝突的力量。

在佛洛伊德之後，各方面的精神科醫師繼續以更深廣的角度，觀察並描述臨床現象，且發展出更新的技巧來處理廣泛的 *228*
臨床問題。

安娜發展了遊戲治療（play therapy），以心理動力的方法

治療兒童。在心理動力的遊戲治療中，兒童病患在遊戲過程中所出現的衝突被治療師用類似在詮釋成人病患的移情與阻抗的方式來詮釋。

Melanie Klein——另一個革新的精神醫生與兒童心理病理學家，致力於觀察嬰兒早期的攻擊與敵意，提出一個方法來引出對攻擊的早期再認與詮釋。Klein 與 W. Ronald D. Fairbairn 致力於了解兒童與照顧者關係對於後來成年人格與行為的重要性。Klein 與 Fairbairn 是早期客體關係臨床理論的貢獻者，他們強調兒童早期的人際關係如何塑造出後來的人際互動模式。

Otto Kernberg 也許是最早的美國客體關係理論者，並將此臨床的理論延伸應用到邊緣型人格與其他嚴重人格違常的病人。他特別把注意力引到原始的「分離」防衛機轉上，認為是它構成了邊緣型人格患者的心理特質，而且它變成了治療師在治療邊緣型人格患者所最關心的焦點。

Paula Heimann 和 Heinrich Racker 則致力於了解反移情現象（指治療師對於病人移情作用的情緒反應）在臨床上的功能，這些臨床精神醫學家強調將病人的移情與治療師的反移情一起檢測，提供了有關病人早期關係的內在心像的重要訊息。

Heinz Kohut 進一步將理論與技巧擴展到自戀人格違常以及有自我問題的病人。根據 Kohut 的經驗與想法，經歷到自尊與自我凝聚相對於分離，是最重要的臨床議題。在他的思想系統裡，所有其他臨床議題都是自我系統出問題的副產品。他的貢獻是使得治療師漸漸留意將「同理」視為一個臨床工具，並且將病人的安全感和自我凝聚視為一種重要的感受，因為此感受正訴說著兒童早期的經驗。

研究嬰兒的學者與精神科醫師，像是 Emde、Greenspan、

------------------------------ 心理動力式心理治療簡明手冊

Mahler 與 Stern 則提供了新的實驗數據與科學文獻，使能夠印證，但有時也會挑戰到舊的心理分析對於人類發展的假設⑤。從發展的觀點，提供了各種心理功能與衝突的類型，使成為心理動力的注意焦點。這些學者的眾多貢獻使得心理治療對於嬰兒天生敏感度的廣泛與氣質有了新的了解，他們的工作是把注意力擺在發展過程與人格形成——比早先佛洛伊德更強調天生氣質與人際環境間的微妙互動。

　　最近研究者的興趣擺在創傷的影響以及短期心理動力式心理治療，且已將很多臨床的了解與技巧擴展到很多病人。雖然佛洛伊德摒棄了精神官能的誘因理論，研究創傷的專家最近確認真正創傷事件在邊緣型人格與多重人格違常病人發展史，以及創傷的頻率在我們每天生活裡的重要性。除此之外，治療有創傷經驗的兒童或成人的經驗，也使得有關這些病人對心理治療的需求有了新的了解。Janus Bullman、Judith Herman、Mardi Horowitz、Richard Kluft、Jacob Lindy、Robert Pynoos、Arieh Shalev、Lenore Terr、Robert Ursano、Bessel van der Kolk 與 Lars Weisæth 在對這些疾病的理論、心理動力及治療技巧的了 *230* 解上，已經做了很重要的貢獻⑤⑥。最近，在 Crits-Christoph、Davanloo、Luborsky、Malan、Mann、Sifneos 以及 Strupp 等人的短期心理治療工作裡，已經在心理動力式心理治療的過程與結果方面，提供很多重要的實徵資料。這些人對於療效發展了重要的實徵研究，給心理動力式心理治療過程與治療病人重要疑問帶來解答的希望。

　　雖然從 Janet 和佛洛伊德開始，才花了短短的百年，心理動力式心理治療歷史在訊息與專業知識上已有了加速的擴張。從「研究歇斯底里」（Studys on Hysteria）開始，已經將情緒

疾病的研究與治療擴張到人類生活週期。心理動力式心理治療
探索心─身聯結效果的精妙處，以及先天與經驗在生活中的行
為、內在或人際生活的互動。兒童早期的生活型態──在我們
生理遺傳、早期家庭經驗與人際關係世界裡的基礎下──形成
了我們看周遭世界的觀點，並對後來成人的經驗賦予意義。心
理動力式心理治療透過了解目前症狀行為與過去經驗的關係來
找到這些行為模式及其認知與情緒知覺，尋求改變病人的行為
模式。

■ 參考文獻

① Freud S: Studies on Hysteria (1895), in The Standard Edition of the
Complete Psychological Works of Sigmund Freud, Vol 2. Translated
and edited by Strachey, J. London, Hogarth Press, 1955.
② Wallerstein RS: Psychoanalysis and psychotherapy: an historical per-
spective. Int J Psychoanal 70:563–591, 1989.
③ Freud S: Three Essays on Sexuality (1905), in The Standard Edition of
the Complete Psychological Works of Sigmund Freud, Vol 7. Translated
and edited by Strachey J. London, Hogarth Press, 1953.
④ Freud A: The Ego and the Mechanisms of Defense, Revised Edition.
New York, International Universities Press, 1966.
⑤ Nersessian E, Kopf RG: Textbook of Psychoanalysis. Washington, DC,
American Psychiatric Press, 1996.
⑥ Ursano RJ, McCaughy B, Fullerton CS (eds): Individual and Commu-
nity Responses to Trauma and Disaster: The Structure of Human Chaos.
Cambridge, UK, Cambridge University Press, 1994.

■ 建議書目

Traditional Classics

Freud A: Normality and Pathology in Childhood: Assessments of Development. New York, International Universities Press. 1965.

Freud S: Beyond the Pleasure Principle (1920), in The Standard Edition of the Complete Psychological Works of Sigmund Freud, Vol 18. Translated and edited by Strachey J. London, Hogarth Press, 1955.

Freud S: The Ego and the Id (1923), in The Standard Edition of the Complete Psychological Works of Sigmund Freud, Vol 18. Translated and edited by Strachey J. London, Hogarth Press, 1955.

Heimann P: On Countertransference. Int J Psychoanal 31:110–130, 1950.

Klein M: Contributions to Psychoanalysis 1921–1945. Edited by Sutherland JD. London, Hogarth Press, 1968.

Kohut H: The Analysis of the Self: A Systematic Approach to the Psychoanalytic Treatment of Narcissistic Personality Disorders. New York, International Universities Press, 1971.

Kohut H: The Restoration of the Self. New York, International Universities Press, 1977.

Mahler MS, Pine F, Bergman A: The Psychological Birth of the Human Infant. New York, Basic Books, 1975.

Racker H: Transference and Counter-Transference. New York, International Universities Press. 1968.

Modern Classics

Altshuler KZ: Psychotherapy 1945–95, in Review of Psychiatry, edited by Oldham JM, Riba MB. Washington, DC, American Psychiatric Press, 1994, pp 55–72.

Ehrenwald J (ed): The History of Psychotherapy. Northvale, NJ, Jason Aronson, 1991.

Ellenberger HF: The Discovery of the Unconscious: The History and Evolution of Dynamic Psychiatry. New York, Basic Books, 1970.

Fairbairn WRD: Psychoanalytic Studies of the Personality. London, Routledge & Kegan Paul, 1952.

Greenspan SI: The Development of the Ego: Implications for Personality Theory, Psychopathology and the Psychotherapeutic Process. New York, International Universities Press, 1989.

Herman JL: Trauma and Recovery: The Aftermath of Violence—From Domestic Abuse to Political Terror. New York, Basic Books, 1942.

Kernberg OF: Borderline Conditions and Pathological Narcissism. New York, Jason Aronson, 1975.

Stern DN: The Interpersonal World of the Infant: A View from Psycho-analysis and Developmental Psychology. New York, Basic Books, 1985.

Stolorow RD, Brandschaft B, Atwood GE: Psychoanalytic Treatment: An Intersubjective Approach. Hillsdale, NJ, Analytic Press, 1987.

Terr L: Too Scared to Cry. New York, Basic Books, 1990.

節制（Abstinence）

治療師在技巧上保持某些沉默的態度，而不是保留，為了要能容易觀察病人如何組織他（或她）的心靈世界。這需要給病人解釋與教育。

行動化（Acting out）

將潛意識的衝突，以行動的方式，而不是以文字表達。

行為（Behavior）

想法（認知）、感覺（情感）、幻想和動作。

短期心理動力式心理治療（Brief psychodynamic psychotherapy）

心理動力式心理治療是局部的、有時制的，通常十二到二十次。

界限（Boundaries）

病人與治療者之間，維持某種人際關係的規則，用以提供病人最好的治療環境，並保護病人免於治療者自私的探索。

個案管理者（Case manager）

透過此人，病人與精神科醫師得以保持醫療聯繫，以便在計畫

的醫療照顧中確保醫療費用的補助。

補償性反移情（Complementary countertransference）
從病人所曾經歷到的移情中，治療師找到一個屬於自己的重要認同。

一致性反移情（Concordant countertransference）
治療師從自己身上找到和病人一樣的情緒經驗。

234 ## 反移情（Countertransference）
心理治療師從與病人的治療互動中，所激發對病人的情緒反應。對於治療可能有助益，亦可能有害。可能在與病人互動過程中，被治療師視為一種壓力。可參考補償性反移情與一致性反移情。

日間經驗餘留（Day residue）
拿目前生活經驗的部分堆砌夢。

防衛（Defense）
參考防衛機轉。

驅力理論（Drive theory）
一個心理分析理論觀點，強調孩童早期的願望（原慾和侵略的）架構了人格的主要部分。

自我心理學（Ego psychology）

一個心理分析理論觀點，強調「自我」在願望與禁止之間，做為一個調停者的角色；強調防衛機轉；著重在與衝突無關的人格部分。

治療結束期（End phase of treatment）

這階段治療一開始，通常討論出一個治療終止日期，病人繼續做自我分析。並討論結束、失落、獨立等重要的相關話題。可參考「結束」。

評估期（Evaluation phase）

一開始的二到四次，用來評估病人，並做成治療決定。

探索式心理治療（Explorative psychotherapy）

參考「心理動力式心理治療」。

自由聯想（Free association）

盡可能避免評論，鼓勵病人自由地說出。無論心裡想到什麼，總是有一些關聯。這需要給病人適當的教育。

領悟導向的心理治療（Insight-oriented psychotherapy）

參考「心理動力式心理治療」。

詮釋（Interpretation）

235

一種治療技巧，讓潛意識（病人意識上不知道的）的內容浮現到意識，可能包括聯結對目前經驗或過去重要事件的移情。

長期心理治療（Long-term psychotherapy）

參考「心理動力式心理治療」。

保健管理系統（Managed care）

一個提供健康保健的系統，是經由健康保險公司與病患管理者的允許給付，提供積極的照護。也參考「個案管理者」。

防衛機轉（Mechanisms of defense）

思考（認知）方式朝向降低不愉快的情感狀態（焦慮），維持著潛意識的衝突。例子包括理智化、潛抑、外化、身體化、分離、否認和行動化。

治療中期（Midphase of treatment）

治療的中期，病人和治療師一起工作，檢查防衛和移情。

精神官能症（Neurosis）

在心理分析著述中較古老的用語，意指內在的衝突。

客體（Objects）

參考客體關係。

客體關係（Object relationships）

指「人」的內在世界，有別於「真實的」人，因為病人所經驗到的世界，是一些意義和知覺的假設，而不是真實的事件。

客體關係理論（Object relations theory）

一個心理分析的理論觀點，強調早期的客體關係是人格的主要
建構者。

治療開始期（Opening phase of treatment）

治療開始的時期，通常指治療關係的建立，病人初次體驗到較
大的期望與領悟，病人開始學習自由聯想，以及在檢查防衛機
轉與移情的過程中，給病人的教育。

236

主要獲益（Primary gain）

減輕不愉快的情感（焦慮），伴隨防衛機轉的使用。參考「次
級獲益」。

心理現實（Psychic reality）

指「內在的世界」──這是指被建立在「事件的詮釋」，而非
「真實的事件」的潛意識知覺。源於生理的體質和成長經驗。

心理分析（Psychoanalysis）

一種具有強烈張力的心理治療方式，通常要花數年，經由移情
的演練，引導病人深入了解其心靈世界與對世界的詮釋。著重
在這些領域如何影響行為。也用來描述起源於這技巧的心靈功
能理論。

心理分析式心理治療（Psychoanalytic psychotherapy）

參考「心理動力式心理治療」。

心理動力式評估（Psychodynamic evaluation）

病人接受心理動力式心理治療的過程。它包括：(1)心理動力式傾聽，(2)精神狀態檢查，(3)建構發展史，包括重要事件、創傷和發展上的缺陷，(4)找出過去和現在的希望、防衛機轉、重要人物與自尊管理和改變，和(5)評估將來在衝突過程（移情）的醫病關係。

心理動力式傾聽（Psychodynamic listening）

從四種主要的心理分析學觀點（驅力理論、自我心理學、客體關係理論，和自體心理學），以及從病人感官世界的主觀觀點，傾聽病人的歷史和現在的問題過程。在從這四種有力的心理學理論傾聽時，精神科醫師傾聽病人現在的功能和過去功能歷史，而且根據現在的功能和過去歷史，發展出對過去功能的假設。

心理動力式心理治療（Psychodynamic Psychotherapy）

（也稱為心理分析式心理治療、領悟式心理治療、探索式心理治療、長期的心理治療）一種以談話為主的治療，其原則是以心理分析的方式（例如，呈現出病人的防衛、移情和心理現實）了解到心理功能，做為心靈生活的一部分。主要的目標是經由孩童時期的行為模式所找出的潛意識，並充分利用於意識過程。

心理治療（Psychotherapy）

所有談話式治療的統稱。一個專家和一個求助者間言語的互動，目標在改變造成求助者困境的人格與行為模式，包括認知

------------------------- 心理動力式心理治療簡明手冊

學派心理治療、人際互動的心理治療和心理分析,此在其中。

阻抗(Resistance)

臨床的術語,用來描述當病人潛意識地不願經歷有關童年衝突的困擾情緒時,治療師所經歷到的經驗。包括防衛機轉、次級的增益、行動化的增強特性、需要處罰自己、而且需要反對進步。

次級獲益(Secondary gain)

在現實生活中,從生病過程所獲得的實質利益。參考「主要獲益」。

自體心理學(Self psychology)

一種心理分析的理論觀點,強調自體、自尊、安全和早期親子關係上的維持。特別是指經過「分離—個別化」的和解時期。

支持性心理治療(Supportive psychotherapy)

幫助病人重建先前較好功能水平的心理治療。是最共通的心理治療形式,需要深思和熟練地運用到心理動力的原則和技巧。 *238*

結束(Termination)

心理治療的終止,治療師和病人都可以要求進行這個階段。也可參考「治療結束期」。

治療的聯盟(Therapeutic alliance)

治療師和病人在以現實為基礎的關係之下一起的工作。

移情（Transference）

從某人的過去中，行動、感覺及（或）知覺某人像重要人物的經驗。這是學習心理分析式心理治療的重要領域，但是不限制到治療設定。

移情式阻抗（Transference resistance）

對於滿足移情作用的強烈希望，可能來自正向或負向的移情感受。

工作聯盟（Working alliance）

參考「治療的聯盟」。

■名詞索引■

心理動力式心理治療簡明手冊

心理動力式心理治療簡明手冊

的支出，*4-6*

Mania　躁症，*23*

Manifest content　顯示內容，*139-140, 145*

Masochistic patients　受虐待的病人，*219*

Medical insurance　醫療保險，*2, 5-6, 176-177*

Medications　藥物治療

 psychodynamic psychotherapy and　心理動力式心理治療與，*16, 177-178*

 supportive psychotherapy and　支持性心理治療與，*220, 223*

Memories　記憶，*56, 66-72, 109-110*

 false　錯誤的，*146*

Middle phase（midphase）of treatment　治療中期

 brief psychodynamic　短期心理動力心理治療，*195*

 definition of　定義，*235*

 use of dream analysis in　運用夢的解析在，*142-143*

Mind-body interactions　生理－心理互相影響，*5*

Missed appointments　錯過約會，*1*

 fees for　費用為，*174, 175*

 due to illness of patient　由於病人的疾病，*183*

Mother-infant interaction　母親與嬰兒互動關係，*12*

Multiple personality disorder　多重人格疾患，*3*

Narcissistic patients　自戀病人，*212-213, 228*

 countertransference in work with　治療中的反移情，*136, 213*

 personal history of　個人的歷史，*212*

 transference in　移情在，*212-213*

Neurosis　精神官能症

名詞索引 --- 263

心理動力式心理治療簡明手冊

壹、心理叢書

一、心理學系列

心理學(第二版)(平裝)	葉重新著
認知心理學	鍾聖校著
兒童認知發展	林美珍編著
發展心理學 (修訂版)	蘇建文等著
青少年發展	李惠加著
青少年心理學	王煥琛、柯華葳著
變態心理學 (第三版)	林天德著
健康心理學	Linda Brannon 等著・李新鏘總校閱
人格心理學	E. Phares 著・林淑梨等譯
人格心理學 (精裝)	黃堅厚著
商業心理學	徐西森著
組織心理學	陳彰儀著
組織訓練	Goldstein 著・黃秉德校閱
運動心理學論文集(第一集)	王俊明、季力康主編
運動心理學論文集(第二集)	王俊明、季力康主編
心理實驗學	孟慶茂、常建華著
縱論發展心理學	藤永保著・蘇冬菊譯
軍事心理學	孫敏華、許如亨著

二、心靈探索系列

貳、輔導與心理治療叢書

一、輔導諮商系列

三、諮商實務錄影帶（一）國立彰化師範大學 蕭 文 教授 總策劃

第七卷:自殺個案的認識與處理、哀傷諮商
第八卷:團體諮商、班級輔導
第九卷:個案研討、自我督導模式的應用
第十卷:如何使用及解釋測驗、教師心理衛生

諮商實務錄影帶(二) 國立彰化師範大學 蕭 文 教授 總策畫
諮商實務有聲圖書(二)全套(含 10 卷錄影帶、指導手冊乙本)
諮商實務有聲圖書(二)學習手冊(可單獨添購)

1.短期諮商	彰化師大輔導與諮商學系蕭文教授策畫
2.諮商督導	彰化師大輔導與諮商學系蕭文教授策畫
3.團體輔導	彰化師大輔導與諮商學系吳秀碧教授策畫
4.行為改變技術	成功大學教育研究所饒夢霞副教授策畫
5.情緒管理	高雄師大輔導研究所前所長楊瑞珠教授策畫
6.校園危機處理	台灣大學心理學系吳英璋教授策畫
7.親師溝通	政治大學心理學系鍾思嘉教授策畫
8.兩性教育與輔導	政治大學心理學系陳皎眉教授策畫
9.生涯發展與輔導	彰化師大輔導與諮商學系蕭文教授策畫
10.認識校園精神疾病	彰化師大輔導與諮商學系郭麗安副教授策畫

參、人文社會科學叢書

一、社會工作系列

義工制度的理論與實施	吳美慧等著
成年觀護新趨勢	黃富源、曹光文著
兒童與青少年團體工作	S. D. Rose 等著・邱方晞等譯

永然法律事務所聲明啟事

　　本法律事務所受心理出版社之委任爲常年法律顧問，就其所出版之系列著作物，代表聲明均係受合法權益之保障，他人若未經該出版社之同意，逕以不法行爲侵害著作權者，本所當依法追究，俾維護其權益，特此聲明。

永然法律事務所

李永然律師

心理治療 29

心理動力式心理治療簡明手冊：
健康保健管理時代下之原則與技巧

原　作　者：Robert J. Ursano, Stephen M. Sonnenberg,
　　　　　　Susan G. Lazar
譯　　　者：劉德威、王梅君、高恒信
執 行 編 輯：陳文玲
執 行 主 編：張毓如
總　編　輯：吳道愉
發　行　人：邱維城
出　版　者：心理出版社股份有限公司
社　　　址：台北市和平東路二段 163 號 4 樓
總　　　機：(02) 27069505
傳　　　真：(02) 23254014
郵　　　撥：19293172
　E-mail：psychoco@ms15.hinet.net
網　　　址：www.psy.com.tw
駐美代表：Lisa Wu
　　　　Tel：973 546-5845　　Fax：973 546-7651
法律顧問：李永然
登 記 證：局版北市業字第 1372 號
電腦排版：未名圖文社
印　刷　者：翔勝印刷有限公司
初版一刷：2001 年 11 月

定價：新台幣 320 元
■有著作權·翻印必究■
ISBN 957-702-482-3

國家圖書館出版品預行編目資料

心理動力式心理治療簡明手冊：健康保健管理時代下之
原則與技巧/ Robert J. Ursano, Stephen M. Sonnenberg,
Susan G. Lazar 原作；劉德威、王梅君、高恒信譯.
— 初版. —臺北市：心理，2001（民90）
　　面；　　公分. —（心理治療；29）
含參考書目及索引
譯自：Concise guide to psychodynamic psychotherapy:
principles and techniques in the era of managed care, 2nd ed

ISBN 957-702-482-3（平裝）

1.心理治療

415.97   90019534

讀者意見回函卡

No._____   填寫日期： 年　月　日

感謝您購買本公司出版品。為提升我們的服務品質，請惠填以下資料寄回本社【或傳真(02)2325-4014】提供我們出書、修訂及辦活動之參考。您將不定期收到本公司最新出版及活動訊息。謝謝您！

姓名：_____　　性別：1□男 2□女

職業：1□教師 2□學生 3□上班族 4□家庭主婦 5□自由業 6□其他_____

學歷：1□博士 2□碩士 3□大學 4□專科 5□高中 6□國中 7□國中以下

服務單位：_____　部門：_____　職稱：_____

服務地址：_____　　電話：_____　傳真：_____

住家地址：_____　　電話：_____　傳真：_____

電子郵件地址：_____

書名：_____

一、您認為本書的優點：（可複選）

　❶□內容 ❷□文筆 ❸□校對 ❹□編排 ❺□封面 ❻□其他_____

二、您認為本書需再加強的地方：（可複選）

　❶□內容 ❷□文筆 ❸□校對 ❹□編排 ❺□封面 ❻□其他_____

三、您購買本書的消息來源：（請單選）

　❶□本公司 ❷□逛書局⇨_____書局 ❸□老師或親友介紹

　❹□書展⇨____書展 ❺□心理心雜誌 ❻□書評 ❼□其他_____

四、您希望我們舉辦何種活動：（可複選）

　❶□作者演講 ❷□研習會 ❸□研討會 ❹□書展 ❺□其他_____

五、您購買本書的原因：（可複選）

　❶□對主題感興趣 ❷□上課教材⇨課程名稱_____

　❸□舉辦活動 ❹□其他_____　　　　（請翻頁繼續）

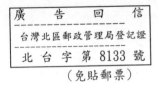

心理出版社 股份有限公司

台北市 106 和平東路二段 163 號 4 樓

TEL:(02)2706-9505
FAX:(02)2325-4014
EMAIL:psychoco@ms15.hinet.net

沿線對折訂好後寄回

六、您希望我們多出版何種類型的書籍
　　❶□心理❷□輔導❸□教育❹□社工❺□測驗❻□其他

七、如果您是老師,是否有撰寫教科書的計劃:□有□無
　　書名/課程: _____

八、您教授/修習的課程:

上學期: _____

下學期: _____

進修班: _____

暑　假: _____

寒　假: _____

學分班: _____

九、您的其他意見

_____

謝謝您的指教!　　　　　　　　　　22029